MANUEL PRATIQUE

DE

KINÉSITHÉRAPIE

MANUEL DE KINÉSITHÉRAPIE

PAR

L. DUREY, R. HIRSCHBERG,
H. LEROY, R. MESNARD, G. ROSENTHAL, H. STAPFER,
F. WETTERWALD, E. ZANDER J[or]

FASCICULE I.	*Le rôle thérapeutique du mouvement. Notions générales* (F. WETTERWALD). *Maladies de la circulation* (E. ZANDER J[or]).
FASCICULE II.	*Gynécologie* (H. STAPFER).
FASCICULE III.	*Maladies respiratoires* [*méthode de l'exercice physiologique de la respiration*] (G. ROSENTHAL).
FASCICULE IV.	*Orthopédie* (R. MESNARD).
FASCICULE V.	*Maladies de la nutrition* (F. WETTERWALD). *Maladies de la peau* (R. LEROY).
FASCICULE VI.	*Les traumatismes et leurs suites* (L. DUREY).
FASCICULE VII.	*La rééducation motrice* (R. HIRSCHBERG).

MANUEL PRATIQUE

DE

KINÉSITHÉRAPIE

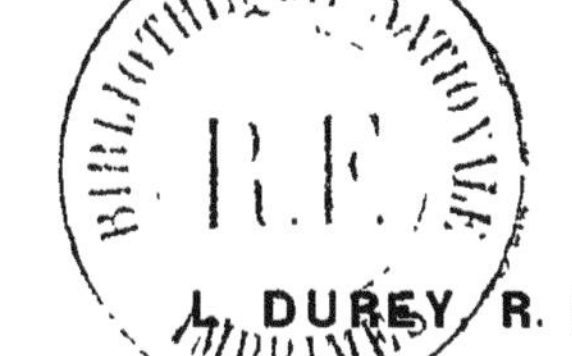

PAR

L. DUREY, R. HIRSCHBERG, R. LEROY
R. MESNARD
G. ROSENTHAL, H. STAPFER, F. WETTERWALD
E. ZANDER Jor

FASCICULE VI

L. DUREY

Les traumatismes et leurs suites.

AVEC 32 FIGURES DANS LE TEXTE

PARIS
LIBRAIRIE FÉLIX ALCAN
108, BOULEVARD SAINT-GERMAIN, 108

1913

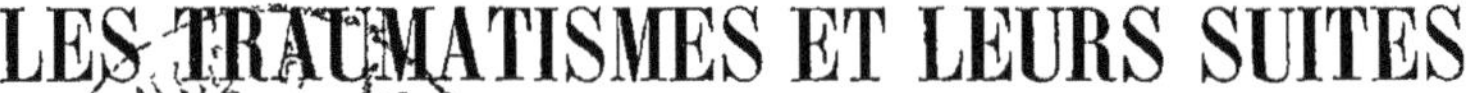

LES TRAUMATISMES ET LEURS SUITES

PAR

le Dr DUREY

ASSISTANT DE KINÉSITHÉRAPIE DE LA CHAIRE DE CLINIQUE MÉDICALE
DE L'HOTEL-DIEU (PROFESSEUR GILBERT)
ANCIEN PRÉSIDENT DE LA SOCIÉTÉ DE KINÉSITHÉRAPIE

AVERTISSEMENT

Depuis les travaux de Lucas-Championnière et même depuis ses tout premiers travaux, il ne s'est produit aucun fait vraiment nouveau dans le domaine de la kinésithérapie des traumatismes ; sa théorie à l'épreuve des années s'est montrée exacte, sa pratique efficace.

Le présent travail se justifie par le besoin de fixer le bilan de la massothérapie après sa trentième année d'existence, de faire voir l'évolution de l'esprit chirurgical à son égard ; de la raccorder en ce qui concerne les traumatismes avec les idées devenues (depuis les travaux de Stapfer) le patrimoine commun de l'école française de massage ; enfin, accessoirement d'unifier son vocabulaire.

Le mode thérapeutique de traitement devant s'adapter étroitement à la variété clinique, il était nécessaire de faire figurer ici quelques notions d'anatomie pathologique ou d'indiquer la discussion possible à propos de certaines interventions chirurgicales.

Par contre, il a paru inutile de redonner le moindre détail d'anatomie pathologique ou de physiologie massothérapique : ces deux parties ayant été traitées de façon définitive par Dagron (sous réserve de ce que va nous apprendre à ce sujet la recherche systématique des effets indirects du massage).

Pour ne pas faire double emploi avec les classiques de la matière, j'ai dû sacrifier l'historique et la bibliographie et m'attacher plutôt à relater avec quelques détails les travaux parus dans le cours de ces dix dernières années; de façon générale, j'ai cherché à être pratique plutôt que complet.

Ce travail a pu être mené à bonne fin grâce à l'appui que m'a prêté M. le professeur Gilbert qui, ayant créé pour l'instruction de ses élèves une véritable polyclinique kinésithérapique ouverte à toute espèce de malades, a bien voulu m'en confier la direction. Là j'ai pu voir et suivre un certain nombre d'accidents dont l'histoire m'a servi pour la rédaction de cette étude.

PREMIÈRE PARTIE

TRAUMATISMES OSSEUX

CHAPITRE PREMIER

TECHNIQUE

Par traitement kinésithérapique des traumatismes, il faut entendre toute application réglée, de quelque modalité qu'elle soit, d'un excitant mécanique ; soit qu'on cherche à produire un effet de déplacement direct, par exemple mobilisation de deux fragments fracturés l'un par rapport à l'autre, l'élongation d'un muscle par des mouvements passifs ; soit qu'on cherche, par une simple excitation cutanée, ou, un peu plus intensément, par l'excitation mécanique directe du muscle, l'effet indirect, de beaucoup le plus important (réflexe dynamogène) ; soit enfin que l'on veuille profiter, pour la régénération musculaire, de l'effet d'un travail gymnastique (mouvements actifs libres, mouvements avec résistance).

Par conséquent, il comprend insécablement ce que l'on a eu le tort de différencier sous des vocables différents : massage proprement dit, mobilisation, gymnastique, mécanothérapie, rééducation fonctionnelle.

Ce traitement doit être envisagé d'ensemble ; rien n'a été aussi préjudiciable aux progrès de sa pratique, et par conséquent aux résultats thérapeutiques, que l'opposition qu'ont voulu faire certains chirurgiens de deux de ces manœuvres entre elles : massage d'une part, mobilisation de l'autre.

TECHNIQUE

Tant d'opinions erronées ont cours sur la technique kinésithérapique et cette technique dans ses grandes lignes est si peu connue qu'il importe, avant de commencer l'étude critique de ce traitement, de faire la description des différents procédés kinésithérapiques à mettre en œuvre suivant les circonstances.

Telle qu'elle est indiquée ici et à part de légères variantes personnelles, elle correspond à la pratique moyenne française.

Tout ce que l'on appelle vulgairement *massage* peut être divisé en quelques manœuvres primordiales donnant par leurs combinaisons une gamme thérapeutique très complète.

Dans un but de réaction contre l'interprétation fausse et vieille que l'on donnait à ce mot de massage, Lucas-Championnière s'est servi presque exclusivement, dans son Traité, du mot « pression » ; et, après lui, Dagron, dont on connaît la haute compétence en ces matières, a suivi le même principe. Utile en un certain sens, cette façon de faire présente, au point de vue didactique, de nombreux inconvénients.

Il est préférable de décrire séparément : les applications que la main peut accomplir par simple contact, sans se déplacer, à la surface du membre (= pression) ; les mouvements qu'elle peut accomplir en se déplaçant à la surface du membre (= effleurage) ; les mouvements qu'elle peut effectuer en entraînant avec elle le tégument sur les plans profonds (= friction) ; les mouvements qu'elle peut effectuer pour changer temporairement les rapports de différents plans anatomiques entre eux (= pétrissage) ; les mouvements qu'elle peut accomplir pour provoquer des chocs (= percussion) ; les mouvements, enfin, qu'elle peut accomplir pour ébranler de façon rapide et continue toute la masse à traiter (= vibrations).

Pression. — La pression n'a pas, lorsqu'on la réduit à sa signification propre, un emploi aussi étendu que pourrait le faire croire une lecture hâtive des classiques de la matière. Exercer une pression, c'est simplement, à l'aide de la main, appuyée en un point du corps, appliquer une certaine force, puis la faire disparaître. On la pratique en mettant la main au contact, puis en exerçant graduellement l'action musculaire convenable jusqu'au point que l'on désire obtenir. Lorsque la pression ne se propose pas d'agir circulairement sur un membre, c'est le poids du haut du corps, transmis par le bras, qui doit se faire sentir. Lorsqu'on veut agir circulairement, c'est, au contraire, presque uniquement l'action des fléchisseurs des doigts qui entre en jeu.

Le but qu'on se propose est, en général, ou de déprimer les parties molles pour atteindre un organe sous-jacent et exercer sur lui une action mécanique ; ou de comprimer toute l'épaisseur des parties molles sur un plan résistant profond.

La caractéristique de la pression est de s'exercer sans changer son lieu d'application ; qu'on l'exerce avec une large surface comme toute la face palmaire de la main, ou avec des surfaces plus restreintes : pulpe de plusieurs doigts accolés, pulpe d'un seul doigt, peu importe, il demeure que son action reste localisée au point d'application. C'est en cela surtout qu'elle diffère de l'effleurage.

Cette manœuvre, comme toutes celles dont nous parlerons, doit s'exécuter progressivement et finir de même ; elle peut varier, non seulement comme surface d'application, mais comme intensité de force. C'est une question qui sera étudiée à propos de son emploi dans chaque cas particulier. Il faut rappeler en passant son action considérable, en particulier sur les troncs nerveux, excitant la motilité et la sensibilité par mode réactionnel lorsqu'elle est légère, arrivant à les abolir lorsqu'elle est assez forte et prolongée.

Effleurage. — L'effleurage est, à l'heure actuelle, depuis la vulgarisation très superficielle que l'on a faite de la kinésithérapie, la manœuvre la plus employée. Il est juste de dire que c'est elle aussi qui donne les effets à la fois les plus nets et les plus variés.

L'effleurage consiste à déplacer tout ou partie de la main, appuyée par sa face palmaire sur la région à traiter, en se modelant très exactement sur tous ses reliefs, cela avec une vitesse et une force très variables.

Il est deux grandes façons d'employer l'effleurage. Dans l'une, la main se déplace perpendiculairement à l'axe de la région que l'on traite ; dans l'autre, l'axe de la main est parallèle à l'axe de la région malade. Dans le premier cas, on se sert, non pas exactement de toute la paume de la main, mais plutôt de la face palmaire des premier et deuxième doigts, du repli qui s'étend entre l'index et le pouce, de l'éminence thénar et d'un peu de l'éminence hypothénar. Au contraire, dans la deuxième façon de procéder, on se sert de toute la face palmaire des quatre doigts joints et de toute la paume de la main, le pouce n'intervenant qu'éventuellement, soit accolé aux quatre autres doigts, soit au contraire séparé et porté en abduction, de façon à atteindre en même temps une région quelque peu éloignée. Là aussi, suivant qu'il s'agit de couvrir une surface étendue ou restreinte, on se servira d'une surface travaillante plus ou moins grande (la plus étendue étant celle que nous venons de décrire dans les deux cas précédents), pouvant diminuer jusqu'à n'être plus que la pulpe de la dernière phalange de deux ou trois doigts joints, ou celle du pouce, ou même celle de l'index seul.

Il est classique de dire que l'effleurage doit avoir une direction constamment centripète ; la vérité est que, dans la grande majorité des cas, cette direction est la plus avantageuse ; mais il ne faut point considérer cette indication comme un dogme : il faut savoir que, très souvent, il est avantageux d'abandonner la direction exactement centripète pour suivre le trajet général des fibres d'un muscle, ou d'un ligament articulaire, comme d'autres fois il y a avantage, pour augmenter la stimulation cutanée, à passer irrégulièrement (j'entends au point de vue direction) sur la région à traiter; comme d'autres fois, enfin, en particulier lorsqu'il s'agit d'obtenir un effet sédatif, il y a lieu d'adopter une direction franchement centrifuge.

L'effleurage à lui seul donne une excessive variété d'effets thérapeutiques, tant on peut faire varier, et sa vitesse, et son intensité, et son étendue. Léger, rapide et alors superficiel ; lent, assez appuyé, à action plus profonde ; étendu à une large surface ou exécuté sur une région très circonscrite ; il provoque des changements de sensibilité très différents les uns des autres dans ces différents cas.

En règle générale et sauf indications très particulières, il doit être employé en longs traits, dépassant largement les limites du mal. Lorsqu'on veut augmenter la rapidité de la manœuvre, tout en la rendant supportable, il y aura avantage à se servir successivement des deux mains, de façon à ce que l'une des mains termine son trajet au moment où l'autre va le commencer, de façon à ce qu'il y ait presque toujours un contact permanent entre la main du masseur et la région qu'il traite.

Son effet peut être mécanique, dans les cas par exemple où, en lui donnant une direction centripète, on cherche à le faire aider à la circulation veineuse de retour ; ou encore, lorsqu'on s'en sert pour chasser les liquides imbibant les parties molles jusqu'à une région dépourvue d'œdème et plus apte à les résorber. Mais sa grosse valeur est dans les réflexes qu'il provoque par excitation des terminaisons nerveuses cutanées.

Il faut placer ici, comme une sorte de parenthèse, cette remarque de la plus haute importance, que le véritable effet du massage dans les traumatismes n'est point son effet mécanique, mais son action réflexe. Les travaux de Stapfer, sur le réflexe dynamogène, sont vrais pour toutes les applications de la kinésithérapie : c'est là le fondement le plus sûr de notre thérapeutique, l'explication la plus complète de ses effets et la voie la plus féconde ouverte à nos recherches.

Friction. — Si, au lieu de déplacer la main à la surface du tégument, sans l'entraîner avec elle, ou tout au moins en ne l'entraînant que très partiellement, on cherche méthodiquement à ce que la main du médecin s'accole intimement à la peau et l'entraîne dans son mouvement de déplacement jusqu'aux limites que permettent les attaches des plans profonds, on réalise la manœuvre dite de friction, qui consiste, on le voit, à faire de l'effleurage des plans profonds avec la face interne du revêtement cutané du malade.

Ce procédé, qui demande un peu plus d'énergie que l'effleurage, ne serait-ce que pour entraîner le tégument, est limité en direction et en étendue, un point donné de la peau ne pouvant pas se déplacer à l'infini. Aussi doit-on essayer de l'exécuter avec la plus grande surface de main compatible avec la région à traiter. C'est ainsi qu'on se servira, si on le peut, de toute la paume de la main, tout au moins de l'éminence thénar, ou de la pulpe du pouce. Il s'agit le plus souvent d'aller, en profondeur, exécuter une action mécanique sur les organes sous-jacents. Cette manœuvre participe à la fois de la pression — puisqu'elle-même exerce une assez forte pression dans la profondeur — et de l'effleurage — puisque cette pression est mobile dans des limites données.

Très utile à employer pour atteindre les productions pathologiques que l'on veut désorganiser, elle est des plus fructueuses dans le traitement des articulations où, en général, une peau fine et mobile repose presque sans autre intermédiaire que les tissus péri-articulaires sur un plan osseux résistant. C'est aussi une des manœuvres que l'on peut exercer avec fruit sur les troncs nerveux, dans leurs portions accessibles.

Pétrissage. — Le pétrissage comporte une action assez complexe. Par l'analyse, on y pourrait discerner l'effet de la pression, qui s'exerce pendant la préhension des masses musculaires; un peu de la friction, puisque les mains se déplacent à la surface des plans sous-jacents sans perdre contact avec le tégument; et enfin, une action spéciale à cette manœuvre, qui est un déplacement des organes les uns par rapport aux autres, action qui deviendra l'action principale lorsqu'il s'agira, par exemple, de détruire ou de modifier des adhérences établies pathologiquement entre ces différents organes.

Le pétrissage peut s'exercer de deux façons, suivant que les masses musculaires sont plus ou moins grosses, plus ou moins détachées de leurs adhérences, et faciles, par conséquent, à manier. Dans ce dernier cas, entre le pouce d'une part, et les quatre autres doigts d'une main opposée d'autre part, on saisit la partie que l'on veut prendre, on l'attire à soi tout en la comprimant, et tout en imprimant à la main un léger mouvement de rotation autour de l'axe du membre, mouvement analogue à celui que l'on exécute pour rouler une cigarette; lorsqu'en exécutant ce triple mouvement, on est arrivé à la limite physiologique du déplacement des muscles, le pouce et les doigts s'écartent et la masse revient à sa place primitive par sa seule élasticité.

Lorsqu'il s'agit de masses plus volumineuses, il vaut mieux se servir simultanément des deux mains, les placer l'une en face de l'autre, se regardant par leur bord radial, de façon à ce que l'extrémité des pouces et des index soient éloignées de 2 à 3 centimètres. Chacune des mains exécute en même temps le mouvement décrit plus haut; puis, arrivées au moment où elles commencent le déplacement autour de l'axe du membre, leur travail devient différent et elles se dirigent l'une dans un sens, l'autre dans l'autre, de façon à produire un mouvement de flexion longitudinal dans la masse à traiter, ayant comme pivots le pouce d'une main et les doigts de l'autre main; arrivées au point où elles ne peuvent plus s'écarter davantage l'une de l'autre, et où, par conséquent, l'élongation des masses musculaires qu'elles tiennent est portée à son maximum, elles lâchent toutes deux leur prise et les masses reviennent à leur place primitive. On recommence la même manœuvre un peu plus haut, ou un peu plus bas, dans le sens de l'axe du membre, jusqu'à ce qu'on ait couvert toute la surface désirée. Cette même manœuvre peut être identiquement répétée en ne se servant que de l'extrémité du pouce et de celle des deux autres premiers doigts; lorsqu'il s'agit, par exemple, de pétrir seulement les téguments. C'est à cette variante que souvent on a donné le nom de « pincement ».

Le roulage, ou roulement des muscles, qui a été décrit par

certains auteurs, n'est qu'une exécution sommaire du pétrissage, dans laquelle on se contente d'entrainer, dans un déplacement circulaire autour de l'axe du membre, les masses musculaires sans les prendre, ni les soulever, ni les exprimer. Les anciens masseurs attribuaient au pétrissage une certaine efficacité pour chasser mécaniquement les exsudats. Mieux instruits maintenant des effets du massage, que nous savons être réflexes pour la plus grande part, nous l'employons pour stimuler les organes musculaires ou les téguments par la pression exercée, et surtout par l'élongation qu'elle imprime à ces mêmes éléments. Accessoirement, elle nous est utile par les changements de rapports anatomiques qu'elle peut provoquer.

Percussion. — L'emploi du choc peut se rapporter à deux buts : dans l'un, agir sur des organes peu profonds en stimulant leurs terminaisons nerveuses sensibles : peau, extrémités tendineuses des muscles ; ou bien en ébranlant l'ensemble de tout un segment du corps. Dans ce dernier cas, on emploiera comme instrument de percussion le poing fermé ; le poignet sera maintenu raide de façon à ce que le choc soit amené par une masse assez lourde — en l'espèce, celle formée par le poing, l'avant-bras et une partie du bras — la partie percutante sera le bourrelet charnu que forme l'éminence hypothénar, au delà du dernier doigt, quand on ferme le poing avec énergie.

Dans l'autre but poursuivi, on se contentera de chocs rapides, mais faibles, quant à leur masse, de façon à limiter davantage leur action en profondeur. On peut en ce cas employer, — en se servant d'un poignet excessivement souple le bord cubital de la main — le poing étant à demi fermé et lâchement maintenu de façon à ce que la surface percutante soit le bord cubital du petit doigt, et un peu de l'extrémité des deux doigts suivants, mollement joints, le tout délimitant, avec l'éminence thénar, une sorte de cavité où un peu d'air se comprime à chaque coup frappé.

La forme la plus populaire de la percussion, et d'ailleurs (il faut l'avouer) souvent la plus fructueuse, est celle que l'on connait sous le nom de « hachures ».

Dans les hachures, la main, au départ, doit se trouver ouverte, les doigts modérément écartés et placés perpendiculairement à la surface visée, le poignet excessivement souple ; avec une impulsion vive, on abat le petit doigt sur le tégument du patient, comme on ferait de l'extrémité libre d'un fléau ; on calcule le déplacement de la main et l'impulsion, de façon à ce que le choc s'arrête dès que le bord cubital du petit doigt a touché, dans la mesure qu'on a jugée bonne, le tégument. Immédiatement derrière lui, avançant par leur seule inertie, les trois autres doigts viennent s'abattre sur lui, augmentant et renforçant très légèrement l'action du premier ; pendant que l'on relève la main qui vient de frapper, l'autre main pendant ce temps a pris la même position de départ, et s'abat à son tour, cette alternance permettant une plus grande rapidité d'exécution et, par conséquent, une action plus intense dans un laps de temps donné.

La seule difficulté pour bien exécuter la percussion, dans les deux derniers procédés que nous venons de décrire, est d'obtenir une souplesse extrême du poignet. A la description, on se rend compte qu'il s'agit là d'une manœuvre pouvant stimuler de façon très intense la sensibilité cutanée et la contractilité musculaire. Il faut remarquer en passant que la percussion des tendons musculaires, utilisée au point de vue du diagnostic pour la recherche du réflexe, n'est qu'un cas particulier de l'emploi de la percussion, et qu'au point de vue kinésithérapique, on ne doit pas oublier la possibilité de se servir de cette manœuvre dans un but thérapeutique.

Vibrations. — A un examen rapide, il semble que, entre les mouvements de percussion, menus et répétés, et la vibration, il n'y a qu'une différence de degré : il en est tout autrement, il y a même une véritable différence de nature. Dans la vibration, la main ne doit jamais perdre contact avec la région à masser ; et enfin, il ne s'agit pas de chocs, mais d'une manœuvre très continue, consistant en une alternative de pressions et de relâchements, le tout exécuté avec une vitesse assez considérable. La description de la vibration ne peut guère se faire de façon plus exacte : il s'agit là d'un tour de main qu'il faut avoir vu faire pour essayer de le répéter soi-même.

On peut lui donner une direction antéro-postérieure ou une direction bi-latérale. Dans le premier cas, elle sera très pénétrante, dans le second cas, elle restera toute en surface. L'effet voulu s'obtient en appuyant légèrement l'extrémité des doigts par exemple, voire la main tout entière, et en obligeant les muscles du bras, de l'épaule et de la main à se fléchir et à s'étendre rapidement. La vitesse des vibrations est en général assez particulière à l'opérateur, elle varie suivant les individus entre 6 et 12 par seconde ; son amplitude peut varier de 6 à 7 millimètres; la pression doit être toujours assez faible. Des recherches expérimentales de Bourcart ont démontré qu'en général elle ne dépassait pas 2 à 3 centimètres de mercure.

La grosse difficulté des vibrations réside dans la promptitude avec laquelle se fait sentir la fatigue dans les muscles de l'avant-bras. Lorsqu'on est exercé à les exécuter, on peut prolonger leur application assez longuement, sans aucune espèce de repos ou d'interruption. Les commençants, ou ceux qui n'ent ont pas un entraînement spécial, contracturent douloureusement leurs muscles de l'avant-bras au bout de trente à quarante secondes, et produisent une manœuvre heurtée, brutale, peu agréable à supporter, au lieu de la manœuvre très douce, très pénétrante et très sédative que doit être la vibration bien faite.

Les vibrations peuvent être exécutées que la main reste immobile ou qu'elle se déplace le long d'un organe. Leur difficulté d'exécution a fait naître une foule de combinaisons mécaniques, destinées à remplacer la main de l'opérateur. Aucun des dispositifs réalisés jusqu'à ce jour ne vaut la main d'un masseur entraîné. Les appareils ont cependant leur place, comme pis-aller, dans le traitement de certaines affections peu douloureuses, et pour lesquelles on ne craint pas de réaction trop intense. Pour ce qui est de l'emploi de ces différentes manœuvres, de leurs combinaisons entre elles, je renvoie aux traités spéciaux de technique ; (en particulier, voir *Les Agents physiques usuels*) ; je ne voulais indiquer ici que les grands points de la technique sur lesquels, faute de s'entendre, on parle souvent de choses tout à fait différentes, donnant des résultats non comparables entre eux, et continuant à provoquer entre médecins kinésithérapeutes et chirurgiens les malentendus qui, depuis longtemps, ont empêché les progrès de ces applications.

Mouvements passifs. — A côté des mouvements, rangés sous le vieux vocable de massage, il faut aussi noter les mouvements passifs, au moins en ce qu'ils intéressent les groupes musculaires et les articulations, atteints par un traumatisme ou ses suites. Un principe est à observer tout d'abord : pour *mobiliser* une articulation, *il faut immobiliser* un des segments à mouvoir. En général, on immobilise le segment le plus proche du tronc; cette règle n'est pas absolue, et nous verrons en particulier que, dans certains cas de raideur post-traumatique de la hanche, il y a avantage à faire mouvoir le tronc. On s'attachera, une fois cette immobilisation réalisée, soit par le poids du malade, soit par une des mains du masseur, soit par la main d'un aide, à n'employer soi-même sur le segment de membre resté mobile qu'une force facile à graduer, s'appliquant sans à-coups, et pouvant s'interrompre instantanément. Ceci exige une position un peu particulière, pour chaque article tant du patient que de l'opérateur.

Mobilisation du poignet. — La mobilisation du poignet s'exécutera en fixant tout l'avant-bras jusqu'au coude sur une table placée de façon à ce que le malade puisse y appliquer avec force son coude et s'appuyer en quelque sorte sur lui. L'opérateur, d'une main, achèvera de rendre stable l'extrémité de l'avant-bras; avec l'autre main, il empaumera la main du malade, de telle sorte que les deux faces palmaires soient en contact, et que, par conséquent, il n'ait, sur le dos de la main du patient, que son pouce, les doigts restant allongés et venant, par leur extrémité, en contact avec les tendons du poignet.

Mobilisation du coude. — Pour la mobilisation du coude, c'est le bras du malade qui reposera sur une table, de telle façon que le niveau de l'appui soit à la hauteur de son aisselle. On obtient facilement cette position en faisant asseoir le sujet sur un siège très bas. La main du médecin en se plaçant tout près de son extrémité inférieure maintiendra l'humérus collé à la table. La mobilisation sera effectuée par la main droite, tirant autant que possible au bout d'un bras allongé le poignet du malade et, suivant que cette même main du médecin se placera dans l'axe du bras ou un peu en dehors ou un peu en dedans, elle pourra réaliser facilement la flexion et l'extension du bras, dans toutes les positions intermédiaires entre la pronation extrême et la supination extrême.

Mobilisation de l'épaule. — La mobilisation de l'épaule s'exécutera, le médecin étant placé à côté et en dehors de son patient, et regardant dans la même direction que lui. Sa main, placée à l'intérieur, s'appuiera sur l'épaule, non pas pour empêcher l'élévation de l'omoplate — déplacement que l'on

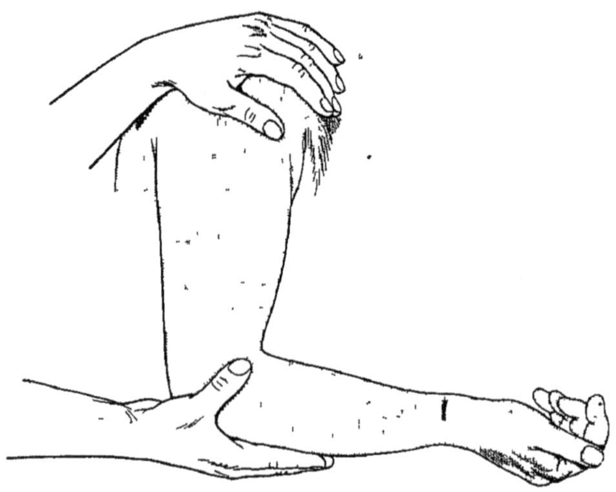

Fig. 1. — Mobilisation de l'épaule.

ne saurait contrarier, même en s'aidant d'artifices mécaniques — mais pour contrôler précisément le déplacement de cet os. L'autre main empoignera le coude, de façon à ce que le sommet de l'épitrochlée se trouve dans la paume de la main, le petit doigt et l'annulaire relevés à l'intérieur, le long de l'humérus. Le pouce relevé le long de l'humérus aussi, mais à l'extérieur, les deux doigts restant faisant une sorte d'attelle le long de la face postérieure du cubitus.

Mobilisation du cou-de-pied. — Le malade doit être placé sur un lit ou une chaise-longue, les jambes allongées, le membre à traiter légèrement relevé par un coussin long et

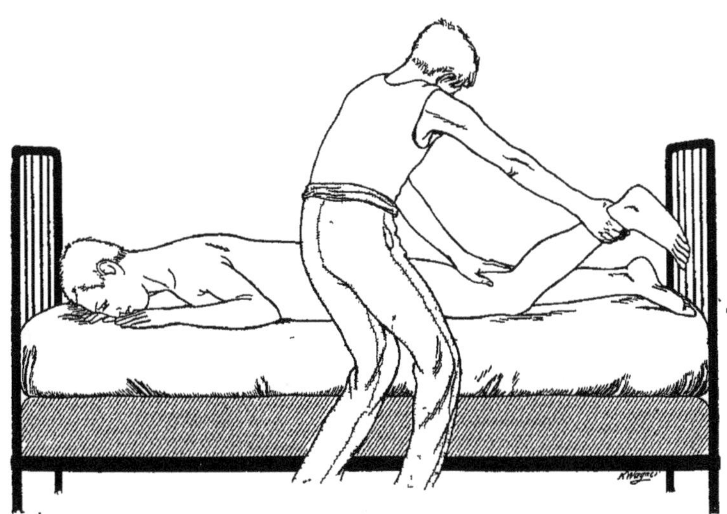

Fig. 2. — Mobilisation forcée du genou.

pas complètement rigide, allant jusqu'au niveau du tendon d'Achille, le pied, par conséquent, se trouvant en porte-à-faux. Une des mains du médecin prend le calcaneum de façon à ce que, d'une part le pouce, de l'autre les quatre doigts restants, allongés, viennent affleurer l'une et l'autre malléole; la seconde main, placée transversalement au niveau des articulations métatarso-phalangiennes, contrôle, et à la rigueur renforce le mouvement, quand cela est nécessaire.

Mobilisation du genou. — La mobilisation du genou doit se faire surtout lorsqu'elle présente quelques difficultés, dans la position du décubitus ventral pour le malade; le médecin se place en dehors du patient et regardant le pied ; la main, proximale appuie un peu au-dessus du creux poplité ; l'autre main vient prendre la cheville. Dans cette position, l'effort à exercer ne doit pas provenir de la flexion du bras du kinésithérapeute, mais du poids de son corps reporté en arrière sur la jambe placée à l'intérieur et fléchie. La mobilisation du genou est celle qui nécessite le plus de force, et qui expose, par conséquent, aux aléas les plus nombreux. Placé dans cette position, le médecin peut tirer de façon absolument régulière ; il peut enfin simplement, en arrêtant la chute du corps en arrière — ce qui est facile puisque sa jambe intérieure le soutient très exactement — faire cesser l'effort de traction lorsqu'il juge dangereux de le pousser plus loin.

Mobilisation de la hanche. — La façon la plus simple d'y procéder est de placer le malade dans le décubitus dorsal complet, un coussin peu épais sous les reins, plaçant le sacrum un peu en porte-à-faux. Dans cette position, le médecin, placé de côté et regardant le malade, soulève d'une main la jambe prise près de la cheville, pendant que l'autre main, placée sur l'épine iliaque antérieure et supérieure, contrôle sans pouvoir les empêcher les déplacements du bassin.

Dans d'autres cas, il y a avantage à placer le malade solidement assis sur un siège assez bas, et à obtenir de lui en tirant en avant ses deux bras étendus, une flexion complète du tronc en avant, qui évidemment est obtenue presque entièrement par la flexibilité de la colonne vertébrale; mais qui, néanmoins, dans certains cas, amène un déplacement du bassin par rapport au fémur fixé par la position assise.

Mouvements d'élongation musculaire. — Les mouvements passifs qui visent l'élongation d'un muscle devront être exécutés d'après les mêmes principes. On obtiendra la localisation de l'effet produit en plaçant le segment du membre à mobiliser dans la position où un mouvement, exagéré dans un sens ou dans l'autre, peut augmenter la distance entre les insertions du muscle considéré. Le détail de ces mouvements est inutile à donner puisqu'il ne s'agit là que d'utiliser les dispositions anatomiques normales.

La mécanothérapie peut être employée pour suppléer les seules pratiques manuelles de mobilisation, elle ne saurait, en aucun cas, remplacer la main humaine pour les manœuvres proprement dites de massage. Au point de vue mobilisation il est utile de donner ici la description ou la nomenclature d'appareils qui, à cause de leur prix et de leur complication, n'intéressent qu'un petit nombre de spécialistes même parmi les kinésithérapeutes on se rappellera seulement au moment d'en prescrire l'emploi que ce sont des machines précises mais *aveugles.*

Il est une question dont il faut dire un mot dans cette partie réservée aux généralités : c'est celle de la dose à laquelle doit être employé le traitement kinésithérapique. En général, on a tendance à exagérer la somme de mouvements de massage, de mouvements de gymnastique ou d'applications mécaniques nécessaires pour obtenir un résultat. Le médecin aura toujours présent à l'esprit qu'il ne doit pas poursuivre la réparation mécanique immédiate d'un trouble pathologique ; en particulier, qu'il n'a pas à chercher à modifier, par des frictions trop énergiques, un empâtement péri-articulaire, par un effleurage trop profond et trop prolongé le gonflement œdémateux d'un membre ; mais qu'il doit toujours et avant tout chercher à stimuler les réflexes dynamogènes, circulatoires, trophiques, nécessaires à la vitalité du membre en question. Il ne devra pas oublier qu'en vue de ce but il ne doit employer, le plus souvent, que des excitations faibles et modérément répétées; que l'accoutumance survient dans les traitements kinésithérapiques comme dans les traitements pharmaceutiques; que les différences individuelles entre patients sont aussi grandes vis-à-vis de l'excitant mécanique que vis-à-vis des préparations toxiques; que tel malade supportera des séances longues et dures (cas rares), alors que chez tel autre les mêmes formules de traitement donneront un résultat diamétralement opposé, et accentueront par exemple l'atrophie musculaire que l'on voulait guérir.

Une séance journalière est, d'une façon générale, suffisante, si on excepte les quelques cas où il s'agit d'un malade très nerveux, et d'un traumatisme ayant laissé après lui une douleur très vive : dans ces cas, on serait autorisé à pratiquer deux ou plusieurs séances par jour, en sachant toutefois que, employée ainsi, la kinésithérapie n'a d'autre but que de remplacer ou de supprimer un anesthésique.

La durée d'une séance ne peut pas être fixée arbitrairement, elle dépend, d'une part, de l'affection à traiter; d'autre part — et c'est là surtout ce qui fait les grosses différences — du sujet que l'on traite. Il est pourtant possible, avec quelque expérience, d'avoir des points de repère suffisants pour se guider dans cette question.

Sous l'influence des manœuvres que l'on exécute, on constate, après quelque temps, des modifications de couleur : la peau, par exemple, devient plus rose ou pâlit; des modifications de circulation se traduisent souvent, chez le patient, par une sudation très légère; des différences de consistance dans les groupes musculaires qui deviennent plus fermes sous la main; cette différence de consistance allant d'ailleurs parfois jusqu'à la véritable contracture. On peut observer aussi d'autres phénomènes connexes : tremblements fibrillaires, sensation de fatigue accusée par le malade; bâillements, clignements des yeux, changement de coloration de la face ; augmentation ou ralentissement du pouls : toutes choses qui, sans avoir une signification clinique absolue, doivent servir, au bout de quelques séances, comme points de repère, et qui peuvent montrer que l'on a atteint ou dépassé la dose thérapeuthique du traitement.

Théoriquement, on peut dire que les séances courtes valent mieux que les séances longues. Dans ce but, on devra toujours, lors de l'exécution d'une manœuvre, chercher à couvrir le plus d'espace possible dans le moins de temps possible, tout en gardant la vitesse jugée la meilleure. C'est en pratiquant ainsi que l'on peut faire des traitements très fructueux, qui ne durent cependant que cinq, dix, quinze minutes.

Un autre signe important à considérer est la douleur. Il n'est pas rare d'observer plusieurs phases distinctes au point de vue de la douleur dans une séance de traitement. Au début, la douleur semble se localiser mieux, le malade accuse plus nettement certains points que d'autres; puis, survient une période d'insensibilisation générale : le malade se rend compte que la sensation douloureuse est remplacée par une sensation de sensibilité obtuse. C'est, en général, à cette période qu'il faut s'arrêter dès qu'elle est atteinte. Si l'on continue, on peut voir réapparaître les douleurs diffuses du début, un peu moins marquées toutefois. C'est signe que l'on a dépassé la dose. De façon générale, il faut se rappeler que le plus important, surtout dans les premières séances, est d'obtenir une résolution musculaire complète. Mieux vaut laisser pendant quelques jours de côté ce que l'on pense devoir être le traitement le plus efficace de la lésion, pour arriver à éteindre toute espèce de menace de réaction douloureuse ou motrice chez le patient. C'est ainsi que, dans les fractures, on fera porter les manœuvres de massage sur les endroits les plus éloignés du foyer; que dans les mobilisations articulaires, on commencera par assouplir les muscles adjacents en laissant de côté les parties péri-articulaires vraiment douloureuses.

CHAPITRE II

TRAITEMENT KINÉSITHÉRAPIQUE DES FRACTURES

On peut appliquer la kinésithérapie au traitement des fractures à deux périodes bien distinctes : dans l'une, ce sera après la consolidation anatomique, ou tout au moins au moment où la consolidation sera assez avancée pour qu'il n'y ait plus possibilité de changement de rapports entre les fragments. Dans l'autre, on l'emploiera dès le premier, ou dès les premiers jours de l'accident, comme traitement de choix, soit seul, soit combiné avec d'autres procédés laissant possible son application.

Après consolidation, la kinésithérapie a sa place faite depuis longtemps ; on sait, et de reste, dans quel état se trouvent les membres fracturés quand on les sort de l'appareil immobilisateur : peau mal nourrie, œdème, atrophie musculaire, raideur articulaire se superposent ou se remplacent, et suffisent pour justifier l'intervention de la kinésithérapie pendant une assez longue période de temps. (Voir chap. Suites des Fractures.)

L'emploi de la kinésithérapie avant la consolidation remonte au chirurgien français Lucas-Championnière. Elle est entrée dans la pratique, grâce à ses efforts, vers les années 1880. A l'heure qu'il est, ce chirurgien en est resté un partisan convaincu — et ce fait a quelque importance si l'on songe au nombre considérable de cas qui sont passés sous ses yeux et qui lui auraient permis aisément de s'apercevoir des dangers ou des défauts de la méthode qu'il a préconisée : le *traitement des fractures par le « massage et la mobilisation »*.

Cette doctrine a eu un aspect profondément révolutionnaire qu'elle ne saurait plus avoir de nos jours. Alors, on vivait encore sous l'influence de cette idée que l'immobilité complète des deux fragments fracturés était nécessaire pour obtenir leur coaptation. La partie véritablement novatrice de sa doctrine fut de montrer comment, au contraire, une certaine quantité de mouvements ne pouvait faire qu'aider à la consolidation de la fracture. Depuis, on a fait remarquer — avec quelque raison d'ailleurs — qu'il s'agissait là, moins de l'intervention du massage, au sens étroit du mot, que de la *non immobilisation*. Quoi qu'il en soit de cette distinction, que nous discuterons un peu plus loin, il faut reconnaître que, d'une façon générale, les vues de Lucas-Championnière étaient justes et qu'elles ont influé très profondément sur le traitement actuel des fractures.

Pourtant on peut se demander, surtout après avoir lu les travaux de cet auteur, et les innombrables cas relatés dans son *Journal de médecine et de chirurgie pratique*, comment il se fait qu'une méthode aussi simple à appliquer, aussi constante dans ses résultats, ne se soit pas répandue plus universellement et qu'elle rencontre encore des contradicteurs. Il y a des explications d'ordre historique à ce phénomène.

Vers 1880, la radiographie n'existait pas, le critérium unique de la guérison était le fonctionnement du membre : c'est donc avec justesse que Lucas-Championnière disait : « Peu importe la réparation anatomique, pourvu qu'on ait la restauration fonctionnelle. »

Quand survint la découverte de Rœntgen et son emploi diagnostique, les chirurgiens furent très émus de voir que nombre de fractures, qu'ils auraient crues correctement coaptées, présentaient en réalité un état anatomique défectueux; et, oubliant un peu trop que, même après l'avènement de la radiographie, le critère le meilleur était encore et toujours le fonctionnement du membre, ils cherchèrent de toutes parts le moyen de remédier à l'état de défectuosité anatomique du traitement des fractures.

Une des premières idées qu'ils eurent fut que la réduction n'était pas maintenue assez strictement, ni assez longtemps; et l'on vit, et l'on voit encore, des chirurgiens pousser au delà des limites du nécessaire la période d'immobilisation, par crainte de s'apercevoir radiographiquement que la restauration anatomique n'est pas parfaite.

Une autre raison — beaucoup moins scientifique, celle-là — est venue aussi ralentir les progrès des idées de Lucas-Championnière : ce fut la loi sur les accidents du travail. Avec sa diffusion et l'extension des compagnies d'assurances auxquelles elle donna lieu, on en vint à s'occuper, non seulement du résultat fonctionnel, qui devenait plus particulièrement nécessaire, mais aussi du coût d'un traitement; quelques compagnies crurent qu'il serait moins coûteux de plâtrer un malade pour une fracture légère, ou sans grand déplacement, et ne le faire revoir par le médecin qu'au moment de la levée de l'appareil, plutôt que de le faire journellement masser ou examiner. Pour ce qui était des troubles consécutifs à l'accident, persistant après la consolidation de la fracture, ils crurent aussi qu'on pouvait parfaitement dire au malade : « Le meilleur traitement est le mouvement naturel; remuez vos doigts, servez-vous de votre jambe, il n'est nul besoin de soins médicaux particuliers, tout ceci passera; » ou bien, dans les cas les plus mauvais, l'envoyer aux établissements mécano-thérapiques où, les compagnies pouvaient faire traiter leurs blessés sans grands frais. On verra plus loin par les travaux de de Marbaix l'évolution accomplie sous ce rapport.

D'autre part, en même temps que les radiographies faisaient mieux voir les défauts de restauration anatomique, les interventions chirurgicales augmentaient de précision ; devant la facilité avec laquelle les chirurgiens obtenaient les résultats qu'ils voulaient des parties molles ou des autres organes, ils en vinrent à considérer que le plus simple était d'aller à ciel ouvert jusqu'à l'os, pour s'assurer de visu de sa réduction, et au besoin pour la maintenir par des artifices mécaniques.

Ainsi naquit une école interventionniste qui soutenait que le traitement des fractures devait s'orienter vers l'intervention sanglante.

Sans nier la beauté des résultats obtenus, et que j'ai pu constater moi-même, dans le service de mon maître le Dr Tuffier, par lui ou par le Dr Dujarrier, et par d'autres encore, qui se sont fait les protagonistes de l'intervention chirurgicale ; on peut admettre que ces actes dépassent les moyens et l'habileté opératoire du praticien ordinaire et que, pour la grande masse des médecins, cette méthode ne saurait devenir pratique courante.

D'autre part, l'antagonisme qui, au moment des premiers essais de Lucas-Championnière, existait formel et irréductible, entre le traitement par le massage et le traitement classique par l'immobilisation, a cessé d'être aussi net depuis l'introduction des appareils permettant de laisser au membre une partie de son fonctionnement.

Il existe à l'heure actuelle, en particulier pour les fractures de jambe, un certain nombre d'appareils, dit de marche, type Delbet, qui, tout en maintenant rigoureusement la position respective des deux fragments, permettent au malade, non seulement la mobilisation de ce segment de membre sur les autres, mais encore l'usage de la marche, presque aussitôt après la dessiccation du plâtre. Les résultats obtenus étant d'ailleurs une vérification des idées de Lucas-Championnière.

On comprend qu'avec ces appareils il ne soit plus nécessaire de prohiber de façon aussi sévère la contention prolongée puisque le malade sort du plâtre, sa fracture consolidée, tout en ayant des muscles maintenus en bon état de fonctionnement, des articulations voisines souples grâce à la mobilisation qu'on a pu leur faire subir.

C'est surtout à propos de ce mode de traitement que peut se poser la question de savoir si les manœuvres comprises sous le non de « massage proprement dit » sont, ou nécessaires, ou utiles, ou si, au contraire, il y a avantage à s'en passer pour s'en remettre à la seule « non immobilisation ».

Un traumatisme aussi grave que l'est, en général, une fracture, retentit sur toutes les parties du membre : depuis les ongles dont la croissance est moins rapide jusqu'à la peau qui prend un aspect luisant, aminci, et qui peut se couvrir de phlyctènes vers la quarante-huitième heure après l'accident. Tout récemment, des faits expérimentaux sont venus prouver l'importance des troubles trophiques dans les suites de traumatismes. Halipré et Jeanne (Société de Médecine de Rouen, 2 mars 1912) ont observé un malade qui, ayant été immobilisé pour une lésion traumatique du poignet, ne pouvait travailler quatre mois après l'accident et présentait à la radiographie une raréfaction osseuse des os du carpe, des têtes des métacarpiens et des extrémités inférieures du radius et du cubitus. Ils ont vu aussi un autre cas analogue consécutif à une luxation du semi-lunaire dans lequel cet os arraché de sa loge et privé de ses connexions naturelles avec les nerfs était le seul os du carpe ayant conservé sa structure normale. On ne peut s'empêcher en se rappelant que dans les atrophies musculaires par lésions articulaires la destruction expérimentale des nerfs sensitifs arrête le processus d'établir un rapprochement très suggestif entre ces deux ordres de fait (Cf. sur cette question Sudeck, Imbert et Gragnieure, Sans : thèse de Lille, 1911).

Il se produit, en outre, des épanchements réactionnels dans les articulations sus et sous-jacentes, souvent aussi dans les gaînes tendineuses lorsqu'il s'agit d'une région où elles sont importantes. La douleur (moins considérable qu'il ne semble au premier abord) revêt néanmoins souvent le type névralgique à exacerbations. Les troubles circulatoires sont constants, dus pour la plupart à une thrombose des petites veines avoisinant le lieu de fracture. Enfin, une atrophie musculaire réflexe, diffusée à presque tous les groupes musculaires de la région, s'étendant même parfois au membre sain homologue, achève de donner à la partie fracturée un caractère très particulier.

A tous ces troubles, il est nécessaire d'opposer un traitement : c'est le rôle du massage proprement dit dont nous avons décrit les manœuvres. Par lui, en particulier par l'effleurage et les vibrations, on agit de façon efficace sur la douleur, et plus spécialement sur la douleur résultant des contractures musculaires ; cette même contracture des muscles, gênante pour la coaptation des fragments et leur maintien en place, doit être vaincue elle-même par des manœuvres douces, légères et continues. C'est là un fait d'observation journalière, qu'il suffit de masser légèrement un groupe musculaire contracturé pour sentir, sous les doigts, sa consistance dure disparaître.

Au point de vue de la circulation, le massage provoque non seulement, comme l'a montré Mosengeil, une augmentation de l'absorption par les capillaires, mais encore des réflexes vaso-moteurs assez nets pour qu'on puisse voir, après quelques minutes de manœuvres légères, la coloration de la peau changer.

L'atrophie réflexe est aussi justiciable des pratiques manuelles. On sait — et les physiologistes Schiff, Kuhne, Kolliker l'ont montré expérimentalement — qu'une excitation mécanique apportée par la main arrive à provoquer la contracture des fibres musculaires séparées du reste du corps. Cette constatation suffit à fonder l'utilité du massage dans ce cas.

Quelle que soit l'importance que l'on attache aux recherches histologiques de Castex, déjà un peu vieillies, dans ce que nous venons de dire sommairement, on trouvera assez d'éléments pour justifier l'emploi du massage comme traitement primordial et primitif des fractures. Quant à l'influence de la mobilisation articulaire sur la régénération osseuse (voir chap. Suites des fractures) nous ne ferons ici que transcrire les conclusions exposées à l'Académie de Médecine (1904) par M. Cornil et Coudray.

« Dans les fractures mobilisées, nous voyons au bout d'un certain temps (onze à douze jours) l'irritation aboutir à la production d'un *tissu fibreux* qui s'interpose entre les fragments déjà recouverts par le cartilage qui est beaucoup plus abondant que l'os nouveau. C'est la présence de ce tissu fibreux qui protège le tissu osseux nouveau. »

« Nos recherches sur les fractures abandonnées à elles-mêmes indiquaient une consolidation très rapide (quinze à dix-huit jours), soit que les fragments fussent au contact, soit qu'il y eut chevauchement. La mobilisation journalière nous montre, d'autre part, l'extrême difficulté qu'il y a de provoquer des pseudarthroses chez l'animal. »

« On ne peut, sans doute, conclure du lapin à l'homme,

mais on sait à n'en pas douter que les phénomènes histologiques du cal sont identiques chez l'un et chez l'autre. Rigal et Vignal, entre autres, en ont donné la démonstration en comparant des cals expérimentaux avec des cals humains ; chez ces derniers, il y avait un processus un peu plus lent, mais, en somme, la différence était minime et ne portait que sur quelques jours. Cette manière de voir est en concordance avec l'opinion de M. Lucas-Championnière qui pense que, chez l'homme, les fractures traitées par la mobilisation *articulaire* et le massage se consolident beaucoup plus vite qu'on ne le croit généralement. »

« En somme, *la mobilité des fragments* n'a pas sur la non-consolidation des fractures l'importance primordiale qu'on lui a attribuée autrefois. Il faut donc penser que lorsqu'une fracture ne se consolide pas, il y a une autre cause que la mobilité ; en d'autres termes, la mobilité est plutôt un résultat qu'une cause de la non-consolidation. Il y a, ou bien un obstacle local à la consolidation, appareil trop serré ou placé prématurément et, par suite, exerçant une compression, ou bien une interposition musculaire ; ou bien il faut incriminer une cause générale en vertu de laquelle les tissus manquent de plasticité. »

« Il est vraisemblable que le meilleur traitement de la non-consolidation, l'interposition musculaire mise hors de cause, est la mobilisation plus ou moins énergique des fragments suivant une méthode qui n'a rien de nouveau puisqu'elle a été recommandée par Celse. »

« Expérimentalement, la méthode n'a rien de dangereux à la condition que la peau ne soit pas trop irritée ni amincie par les fragments. Sinon on pourrait voir survenir la suppuration, même sans perforation des téguments. »

« Les lésions provoquées par ces mobilisations des fragments n'ont rien de bien grave : ce sont de petites hémorrhagies que nous avons rencontrées dans le tissu conjonctif inter-fragmentaire, une inflammation de ce tissu conjonctif et des esquilles microscopiques, ces dernières témoignant d'une vigueur incontestable dans la prolifération des fragments. »

Nous avons fait remarquer plus haut que l'on avait essayé d'établir une discrimination entre massage et mobilisation. Le chirurgien belge Desguin, dans un travail important, paru en 1906 et 1907, dans les *Annales de la Société de Médecine physique*, d'Anvers, a donné corps à cette doctrine et a essayé de l'étayer sur des faits cliniques et expérimentaux, en vue de justifier cette conclusion que la mobilisation était utile, nécessaire et suffisante, tandis que le massage intervenait comme superfétation.

Il semble que son idée soit basée en partie sur une certaine méconnaissance de la pratique du massage. A lire des phrases comme celle-ci : « Nous voyons..... l'autre (*masseur*) recommander des hachures, qui m'ont assez l'air de transformer le masseur en une espèce de tortionnaire. » Tous les kinésithérapeutes savent que les hachures ne sont pas assez douloureuses pour être comparées à une torture. On a la même impression lorsqu'on le voit s'emparer de phrases de Norström, applicables à d'autres choses plutôt qu'à des fractures.

En dehors de cette ignorance de la technique kinésithérapique, on peut dire que les expériences de Desguin n'aboutissent qu'à ceci : chez le chien, la plupart des fractures, abandonnées à elles-mêmes, guérissent bien et rapidement ; de plus, la sensibilité chez ces animaux, en particulier lorsqu'ils ont été anesthésiés préalablement au traumatisme par le procédé qu'il indique, n'est pas comparable à la sensibilité d'un homme ayant subi, sans anesthésie, un accident équivalent.

Il est possible que les contractures dépendent moins de la douleur vraie que de réflexes psychiques ; il faut, néanmoins, compter avec elle et essayer de les vaincre. Le gonflement se résorbe, dit-il, avec un pansement compressif aussi aisément que par des manœuvres de massage. Notre expérience nous conduit à penser que l'état d'un membre qui fut porteur d'un épanchement n'est pas le même après qu'on a fait résorber cette collection par la simple compression, ou par des manœuvres agissant sur la vitalité de chacun des éléments comme fait le massage. Quant à cette question de savoir dans quelle mesure les douleurs disparaissent spontanément, ou sont atténuées par le massage, on peut s'en fier aux déclarations des malades tant elles sont concordantes ; après chaque séance de kinésithérapie, le malade est soulagé, même lorsqu'il s'agit de sujets venus avec l'idée préconçue que le massage doit faire mal. D'autre part, nier l'action des excitants mécaniques sur le cal serait refuser aux tissus osseux la propriété de réagir par hyperplasie aux excitations mécaniques, propriété que possèdent tous les autres tissus, et que le système osseux lui-même manifeste indubitablement dans d'autres circonstances.

Il reste de sa critique ses examens histologiques. Ils sont négatifs, c'est vrai ; et l'on peut dire que la vérification histologique des effets du massage dans les conditions expérimentales qu'il a choisies sont peu faciles à déceler. On pourrait supposer aussi qu'elles diminuent la valeur des constatations de Castex ; mais il faudrait pour cela admettre que les traumatismes ont été équivalents, tant comme intensité que comme points d'applications. Il suffit que, dans les expériences de Castex, les chocs aient été portés sur une région articulaire pour qu'on puisse s'expliquer l'atrophie considérable constatée au microscope six mois après l'expérience alors que dans les examens de Desguin on n'a pu en trouver trace. Les travaux de Cornil et Coudray ainsi que les expériences de Gourewitch ont d'ailleurs apporté des arguments sur ces points (voir note).

Gourewitch. Contribution à l'étude du traitement des fractures simples par le massage. *Thèse d'agrégation*, 1898, Pétersbourg. — Expériences faites sur les lapins au laboratoire de l'hôpital Obouchoff, à Saint-Pétersbourg.

On fracturait les deux os de l'avant-bras au milieu de la diaphyse.

La fracture faite, on massait pendant quinze minutes toute l'extrémité gauche du lapin, sans raser les poils. Manœuvres très légères d'effleurage centripète et de frictions ; à l'approche de l'endroit de fracture, la pression était, surtout les premiers jours, faible. Après le massage, on appliquait des attelles avec un pansement amidonné.

De la même manière et au même niveau, on fracturait l'avant-bras droit, mais on appliquait aussitôt un pansement amidonné.

Le lendemain, on coupait le pansement de l'extrémité massée sur le côté et on massait pendant dix minutes; après on la remettait dans le même pansement.

L'extrémité droite restait dans le pansement jusqu'à la fin de l'expérience. Les séances de massage se faisaient tous les jours une fois par jour, pendant sept jours.

Dès le huitième jour, tous les deux jours, parce que le massage quotidien irritait la peau. L'expérience finie, on tuait l'animal à l'aide de chloroforme et on amputait les deux extrémités.

On examina les fractures datant de deux jours, de quatre, de sept, de dix, de quatorze, de dix-huit et de vingt-cinq jours. Après l'amputation des deux extrémités, G... enlevait la peau et la couche superficielle des muscles et gardait la partie de l'os renfermant la fracture dans le liquide de Müller pendant quinze jours; pendant les quatre premiers jours il renouvelait le liquide tous les jours, après tous les deux jours. Ensuite, pendant trois à quatre jours, on la passait à l'eau courante et on la gardait dans l'alcool à 35°, ensuite à 70°, et à 95°, un jour dans chacun. Après quoi on la décalcifiait à l'acide de :

Floroglucini	1,0
Ac. nitr. ch. pur	5,0
Alcool abs	70,0
Aq. dest	30,0

pendant quatre à six jours lavage, pendant cinq jours à l'eau courante et on gardait dans l'alcool. On coupait la préparation en deux moitiés longitudinalement. On gardait les coupes pendant vingt-quatre heures dans le mélange par parties égales d'alcool absolu et d'éther puis on les mettait dans une solution de celloïdine d'abord à 1 p. 100 et ensuite à 5 p. 100 pendant trois à cinq jours dans chacune. On coupait à l'aide d'un microtome Jung.

Dans la fracture massée, les muscles sont normaux ; la fracture s'est soudée complètement ; le cal est volumineux, les mouvements dans l'articulation sont libres. Dans la fracture non massée, les muscles sont minces ; la fracture est immobile ; le cal n'est pas suffisant, les articulations sont peu mobiles.

En traçant un diagramme pour comparer les *processus histologiques* de la formation du cal dans les fractures massées ou non massées, il est à noter que dans l'un et l'autre cas, la formation du cal passait par les stades ordinaires. Né du feuillet ostéogénique du périoste, le tissu cellulaire primordial se différenciait peu à peu du tissu cellulaire ostéoïde, puis se transformait en tissu chondroïde près du lieu de la fracture. Ces deux variétés de tissu étaient remplacées peu à peu par le tissu osseux.

1° Tous les phénomènes de réparation de la première période du processus : l'épaississement du feuillet interne du périoste, son infiltration par des éléments cellulaires, l'hyperplasie des cellules de moelle osseuse, la dilatation des canaux de Havers étaient plus prononcés dans les cas traités par le massage.

2° L'évolution et la résorption de l'ecchymose plus rapides et plus complètes.

3° La quantité de tissu primordial et cellulaire plus considérable.

4° Le tissu chondroïde apparait plus tôt : dans le cas des fractures massées, le septième jour (expér. n° III), dans le cas des fractures non massées le dixième (expér. n° II).

5° La quantité de tissu chondroïde plus grande.

6° Le développement du cal plus étendu.

La différence est surtout grande dans les premières périodes du processus.

L'inflammation du périoste, son épaississement et l'infiltration sont beaucoup plus considérable dans la fracture massée datant de deux jours que dans la fracture non massée.

La formation du tissu chondroïde est beaucoup plus rapide et sa quantité est beaucoup plus considérable.

L'action du massage est surtout mécanique, mais il agit aussi sur la circulation (accélération) et la nutrition de l'extrémité cassée.

Description des expériences et comparaison des tableaux microscopiques.

Fracture de deux jours. — Expérience n° XIV, 30 oct. 1898. Fracture des deux avant-bras.

Droit, pansement amidonné.

Gauche, massage pendant quinze minutes et après pansement amidonné.

31 oct. Avant-bras gauche, pansement coupé et massage pendant dix minutes (deuxième séance) et après pansement.

1er nov. Amputation des deux avant-bras.

Examen microscopique.

Non massée. — A la préparation, on voit la ligne de la fracture et les deux fragments de chaque os. L'espace entre les deux fractures est occupé par l'ecchymose; l'ecchymose au milieu est sous forme d'un caillot. Le périoste, séparé assez largement de deux côtés de la ligne de la fracture, est d'un côté de l'os occupé par l'ecchymose, de l'autre côté il est déchiré. A l'intérieur, le périoste est très épaissi et infiltré d'éléments cellulaires allongés plus ou moins grands et de leucocytes. Cette infiltration est plus importante dans les parties situées plus près de la ligne de la fracture. Dans ces endroits, les vaisseaux de la couche interne du périoste sont dilatés et pleins. Dans la moelle osseuse, au niveau de la fracture, l'ecchymose est sous forme d'un caillot. Ce caillot est infiltré de leucocytes, le long des parois du canal plus haut et plus bas que la fracture, l'ecchymose renferme aussi une quantité de cellules avec un noyau mal précisé. Les canaux de Havers sont hyperémiés.

Infiltration des tissus voisins par des éléments lymphoïdes. Muscles déchirés près des fragments des fractures. Les bords de la paroi osseuse assez lisses loin de la fracture présentent quelques irrégularités dans son voisinage.

Massée. — Un des fragments de la fracture est déplacé, l'ecchymose dans l'interstice de la fracture est parsemée de mailles de caractère fibrineux et infiltrée de globules blancs. Le périoste est soulevé par l'ecchymose; de deux côtés de la ligne de la fracture sa couche cellulaire est très épaissie et infiltrée par les éléments lymphoïdes; parmi ces derniers on voit une quantité considérable de cellules rondes et polygonales. Cette infiltration est surtout remarquable près de la ligne de fracture ; les vaisseaux du périoste sont très dilatés, la couche fibreuse est aussi épaissie, infiltrée de leucocytes et conserve sa structure fibreuse. Les bords de la paroi de l'os, irréguliers déjà loin de la ligne de la fracture, deviennent très irréguliers près de la ligne de la fracture et sont infiltrés de cellules rondes. Dans ces irrégularités s'ouvrent dans quelques endroits les canaux de Havers hyperémiés. L'ecchymose dans la cavité médullaire forme des îles. Près de la ligne de la fracture une quantité considérable de cellules médullaires plus grandes (moelle jaune récupère sa couleur rouge). Dans les tissus voisins, ecchymose considérable et infiltration cellulaire.

La différence entre la préparation massée et la préparation non massée est la suivante :

Massée. — L'infiltration cellulaire est beaucoup plus considérable, ainsi que l'épaississement du feuillet interne du périoste. Les irrégularités des bords de la paroi osseuse sont beaucoup plus prononcées.

Fracture de quatre jours. — Expérience n° XIII.

18 oct. 1897. Fracture des deux avant-bras.

Droit, pansement amidonné.

Gauche, massage pendant quinze minutes et pansement après.

19 oct. *Gauche,* pansement enlevé et massage.

20, 21 oct. Massage de dix minutes.

22 oct. Amputation des deux avant-bras.

Examen microscopique.

Non massée. — Pas de déplacement. L'interstice de la fracture est occupée par une ecchymose sous forme de caillot au centre et de tractus fibreux sur les bords. L'aspect du périoste, le même que dans le cas précédent, soulevé par l'ecchymose. Infiltration un peu moins prononcée ainsi que l'épaississement de la couche cellulaire. Les canaux de Havers peu dilatés, les bords de la paroi assez lisses. Dans la moelle osseuse développement des cellules et ecchymoses.

Massée. — Même aspect général du processus.

1° Infiltration beaucoup plus considérable du périoste.

2° Apparition de grandes cellules rondes (Keimgewebe-Ziegler) et commencement de la formation des irrégularités des bords de la paroi et aussi une augmentation de la quantité des cellules médullaires dans le canal central.

Fracture de sept jours. — Expérience n° III.

2 juin 1897. Fracture des deux avant-bras.

Droit, pansement amidonné.

Gauche, massage quinze minutes et après pansement.

3 juin. Gauche, pansement coupé. Massage dix minutes.

Jusqu'au 9 juin, massage quotidien de dix minutes.

9 juin. Amputation des deux avant-bras.

Non massée. — On voit un fragmentd'une fracture et la paroi de l'os voisin, car la ligne dela fracture n'est pas au même niveau. Au bout inférieur dela fracture l'ecchymose assez considérable avec des tractus fibreux et sous l'aspect des masses homogènes. Sous le périoste, aux bords de la fracture, une quantité considérable du tissu cellulaire; au milieu de cette masse un peu éloigné de la fracture, commence à se former des tractus de tissu ostéoïde. Ce tissu est composé de cellules différentes par la forme de leurs éléments avec un peu de tissu interstitiel. Ce tissu principal, sans un caractère défini, rapelle le Keimgewebe-Ziegler. Dans les endroits plus éloignés de la ligne de la fracture, la quantité de tissu interstitiel entre les cellules devient plus considérable, s'épaissit, tandis que les cellules deviennent plus petites et plus régulières.

Ainsi au milieu de la masse du tissu cellulaire se forment peu à peu des petites îles de tissu ostéoïde qui forment plus tard des tractus sur les bords desquels se trouvent des ostéoblastes.

Massée. —L'ecchymose est parsemée de tractus de fibrine. Pas de masses homogènes. Développement considérable du tissu cellulaire. Quantité considérable des tractus du tissu ostéoïde avec des ostéoblastes sur les bords. Près des fragments des fractures, endroits de tissu chondroïde avec une capsule très marquée autour des cellules rondes et polygonales et transformation successive de ce tissu dans le tissu ostéoïde.

Fracture de dix jours. Expérience n° II.

30 juin 1897. Fracture des deux avant-bras.

Gauche, massage quinze minutes et après pansement.

Droit, pansement.

1er juillet. Gauche, pansement coupé et massage, dix minutes, jusqu'au 10 juillet massage quotidien de dix minutes et après le massage, pansement.

10 juillet. Amputation des deux avant-bras.

Examen microscopique.

Non massée. — A la préparation les deux fragments d'un os. Loin de la ligne de fracture le périoste se soulevant successivement de la paroi osseuse se confond insensiblement avec le tissu environnant; dans cet endroit, loin de la ligne de fracture s'étendent de la paroi osseuse des tractus osseux, ces travées s'agrandissent, s'anastomosent entre elles et forment des cavités de différente grandeur; ces dernières renferment un réseau très fin et beaucoup d'éléments cellulaires rapelant les cellules moello-osseuses; sur les parois des cavités et des travées se disposent des ostéoblastes. Près de la ligne de fracture les travées disparaissent successivement dans la masse du tissu des grandes cellules polygonales. Dans les endroits voisins au niveau de la fracture au milieu du tissu ostéoïde on voit des îlots de tissu chondroïde qui d'un côté se confond avec le tissu des travées, de l'autre avec le tissu cellulaire. Keimgewebe-Ziegler. Entre les fragments de la fracture, l'ecchymose sous forme d'îlots; des deux côtés dans l'ecchymose s'étend le tissu ostéoïde renfermant des cellules fusiformes conjonctives.

Massée. — Sur les deux fragments on voit un cal volumineux fusiforme. La quantité du tissu primordial du cal est beaucoup plus considérable. Dans les endroits éloignés de la ligne de la fracture, il renferme des travées qui prés de la ligne de la fracture sont remplacées par du tissu cellulaire ostéoïde avec des îlots de tissu chondroïde.

L'ecchymose est parsemée de beaucoup plus d'éléments cellulaires.

Ainsi, développement plus considérable du tissu primordial, cellulaire et résorption plus rapide de l'ecchymose.

Fracture de quinze jours. Expérience n° X.

8 oct. 1897. Fracture des deux avant-bras.

Droit, pansement.

Gauche, massage de quinze minutes et après pansement.

9 oct. Gauche, pansement coupé, massage de dix minutes. Jusqu'au 15 oct. massage quotidien de dix minutes.

Du 15 oct. jusqu'au 23 oct., massage tous les deux jours.

24 oct. Amputation des deux avant-bras.

Examen microscopique.

Non massée. — Les fragments de la fracture sont déplacés.

Le périoste se soulevant loin de la ligne de la fracture entoure un cal fusiforme qui renferme des grandes travées du tissu osseux formé par endroits; ces travées se rapprochant de la ligne de la fracture se confondent insensiblement avec la masse du tissu entre les éléments cellulaires duquel se dispose le tissu osseux jeune de différente épaisseur. Dans le centre du cal, près des fragments de la fracture et de la paroi osseuse au milieu du tissu ostéoïde, des îlots de tissu chondroïde.

Dans la masse du cal près d'un des fragments de la fracture, des masses homogènes de l'ecchymose non résorbées et des longues travées fibrineuses s'anastomosant entre elles; dans leurs mailles une quantité considérable de globules blancs et rouges et de grandes cellules. Dans la cavité du canal de la moelle osseuse près des parois, développement considérable des travées osseuses.

Massée. — Les fragments de la fracture un peu déplacés sont réunis par un cal volumineux. Les travées nouvellement formées se confondent par endroits dans une masse de tissu osseux jeune; dans le centre du cal des travées se réunissent par des tissus cellulaires ostéoïdes. Au milieu du cal, près des bouts de la fracture, tissu chondroïde formant des îlots. Pas de restes d'ecchymose dans le cal, ni de travées fibreuses.

Le développement du cal est beaucoup plus vif.

Fracture de dix-huit jours. Expérience n° IX.

25 sept. 1897. Fractures des deux avant-bras.

Droit, pansement.

Gauche, massage de quinze minutes et après pansement.

26 sept. Gauche, pansement coupé et massage de dix minutes.

Jusqu'au 2 oct. 1897, massage quotidien de dix minutes.

Jusqu'au 13 oct. 1879, massage tous les deux jours de dix minutes.

13 oct. 1797. Amputation des deux avant-bras. Les deux fragments de l'avant-bras droit sont écartés, pas de soudure. Pour l'examen microscopique G... se sert de la fracture massée qui présente un cal volumineux pas très dur.

Examen microscopique.

Le cal vu à l'œil nu est très volumineux, fusiforme et embrasse les deux fragments des deux os; il est formé loin de la ligne de la fracture par des grandes travées osseuses; plus près de la ligne de la fracture, développement considérable du tissu ostéoïde avec des travées du tissu osseux. Près des fragments des parties, du tissu chondroïde. Le remplacement du tissu chondroïde par le tissu osseux est très apparent. Ce remplacement est le même sur toutes les préparations et consiste dans ce que les fines travées entre les cellules s'épaississent. En même temps les cellules polygonales deviennent ovales, plus petites et acquièrent le caractère des cellules osseuses étoilées. Il faut ajouter que dans cette expérience pendant le recassage on appuyait fortement sur le cal qui augmentait chaque jour de volume visiblement.

Pour obtenir un cal de dix-huit jours d'une fracture non massée on a fait :

Fracture de dix-huit jours. Expérience nº XV.

19 nov. 1897. Fracture des deux avant-bras. Pansement amidonné sur les deux extrémités.

24 nov. Gauche, pansement enlevé.

7 nov. Amputation des deux avant-bras.

Examen microscopique.

Non massée. — Les deux fragments sont entourés d'un cal fusiforme qui est formé dans sa partie principale des travées d'une épaisseur différente, s'anastomosant entre elles et formant une masse osseuse. Les bords des cavités formées par des travées sont couvertes d'ostéoblastes. Au milieu le cal est formé par un tissu cellulaire; près de la ligne de la fracture, un petit *endroit* de tissu chondroïde se transformant en tissu ostéoïde.

Les fractures n'appartenant pas au même animal, on ne peut pas comparer les résultats.

On peut noter que les pressions exercées sur un cal pendant le massage augmentent considérablement son volume et développent le tissu chondroïde.

Fracture de vingt-cinq jours. Expérience nº VIII.

13 oct. 1897. Fracture des deux avant-bras.

Droit, pansement.

Gauche, massage quinze minutes et après pansement.

14 nov. Gauche, pansement coupé, massage dix minutes, jusqu'au 20 oct., massage de dix minutes, quotidien.

7 oct. Massage de dix minutes tous les deux jours.

8 oct. Amputation des deux avant-bras.

Examen microscopique.

Non massée. — Les deux fragments sont entourés d'un cal peu volumineux, formé principalement du tissu ostéoïde qui réunit les travées du nouveau tissu osseux. Au milieu de ce tissu cellulaire, les îlots d'un tissu plus développé, osseux. Plus près de la ligne de la fracture, des endroits occupés dans le tissu chondroïde.

Massée. Cal beaucoup plus volumineux ; il est formé principalement du tissu plus développé, osseux. Çà et là le tissu chondroïde se transformant en un tissu ostéoïde. A partir d'un certain degré du développement (dans les fractures massées à partir du septième jour, dans les fractures non massées à partir du dixième). Au cal on voit sur presque toutes les préparations le tissu chondroïde. Son caractère est celui décrit par Ziegler. Au milieu de la substance fondamentale hyaline teinte par l'hématoccyline ou violet bleu on trouve en abondance des cellules entourées d'une capsule. A mesure que ce tissu se confond avec le tissu avoisinant, il perd petit à petit son caractère hyalin et prend l'aspect du tissu chondroïde (Knopelähnlicher, Gewebe, Ziegler) ; la couleur devient rose pâle, les cellules deviennent plus petites, leurs noyaux prennent des formes différentes (étoilées, en forme de baguettes) et enfin tout le tissu prend le caractère d'un tissu ostéoïde qui forme des travées. C'est au centre du tissu chondroïde que prennent naissance ces travées sous forme de petits îlots.

Expérience n° 17.

27 fév. 1898. Fracture des deux avant-bras.

Gauche, massage de quinze minutes et après pansement.

Droit, pansement.

28 fév. Pansement coupé, massage quotidien jusqu'au 8 mars et après pansement.

8 mars jusqu'au 21 mars, massage tous les deux jours et après pansement.

22 mars. Après vingt et un jours, amputation de deux avant-bras.

Massée. — Fracture consolidée régulièrement sans déplacement.

Non massée. — Consolidation, mais avec déplacement.

On voit ainsi que le massage, nécessitant le déplacement de l'extrémité cassée, n'empêche pas la consolidation régulière sans déplacement des fragments.

CONCLUSIONS

1° Le massage a une action directe sur la formation du cal osseux.

2° Les manipulations du massage irritent et accélèrent les processus normaux de consolidation.

3° Les irritations doivent être modérées, répétées avec un repos entre les séances.

4° Éviter les pressions *fortes* directes sur le cal.

5° Le massage agit sur le cal (action directe), la circulation et la nutrition de l'extrémité cassée.

6° Le déplacement quotidien de l'extrémité pour le massage n'empêche pas la consolidation sans déplacement (contrôle rigoureux de la position des fragments).

D'autre part, lorsqu'on veut apprécier de façon clinique les résultats du massage, il faut surtout se méfier de l'ignorance dans laquelle on se trouve encore de la technique des traitements kinésithérapiques, des fausses idées répandues à ce sujet, et songer quelle difficulté il y a à comparer les résultats obtenus par des hommes instruits comme Lucas-Championnière et Dagron par exemple, avec ceux dont ont fait état un certain nombre de chirurgiens qui n'avaient, pour les seconder dans cette besogne, que des manœuvres ignorants. Parmi ceux même qui font profession de kinésithérapie, il faut encore distinguer les résultats obtenus par ceux pour qui l'action mécanique est tout, des résultats obtenus par ceux qui sont en ce moment la majorité dans l'école française, et qui recherchent avant tout l'action produite par la provocation de certains réflexes.

La méthode de traitement kinésithérapique peut être employée aux divers moments de cette période qui s'étend du traumatisme à la consolidation du cal.

On l'a utilisée dans les premières heures de l'accident pour déterminer les résultats du traumatisme, sous forme de « masso-diagnostic » : c'est là une application qui a sa valeur, mais qui paraît dépourvue de portée thérapeutique. Dire que le massage peut être appliqué au diagnostic d'une fracture, revient à dire que le chirurgien doit employer, pour examiner son blessé, les mêmes précautions que nous prendrons pour le soigner sans douleur ; qu'il doit exercer sa finesse de toucher, qu'il doit attendre patiemment en faisant des manœuvres douces que la contracture, qui peut lui masquer un signe important, ait disparu, etc. Ce sont là des conseils d'ordre général, et qui n'ont rien à faire, à proprement parler, avec le traitement des fractures par la kinésithérapie.

On l'a employée aussi pour faciliter la réduction, la coaptation des fragments avant la pose d'un appareil de contention quelconque. C'est là, croyons-nous, une bonne pratique : outre qu'il y a avantage à replacer les fragments osseux en exerçant l'action la moins brutale possible, il est bon de ne mettre dans un appareil inamovible qu'un membre dans lequel des manœuvres appropriées auront déjà réveillé une certaine vitalité plutôt que d'immobiliser des éléments anatomiques, encore inhibés par le choc et ne jouissant que d'une activité très ralentie.

La méthode peut encore être employée comme appoint thérapeutique concurremment avec la contention dans un appareil inamovible : 1° soit que celui-ci reste à demeure, mais que sa position permette d'exercer des manœuvres de massage sur les régions découvertes (assez nombreuses et assez bien placées dans les appareils de marche, type Delbet, ou dans les appareils à extension genre Tillaux ; voire même dans certains appareils un peu plus compliqués et inspirés des idées de Bardenheuer) : c'est là le cas précisément où se manifeste le mieux l'action trophique du massage seul, employé sans mobilisation ; 2° soit en retirant l'appareil pour chaque séance et en le remettant après, de façon à ce que pendant la presque totalité du temps le membre reste étroitement immobilisé.

Enfin, la kinésithérapie peut être employée comme *unique traitement, à l'exclusion de toute espèce d'appareil de contention rigide*, et voici pour quels cas Lucas-Championnière, en 1905, préconisait ce modus faciendi (*J. de Méd. et de Chir. prat.*, 10 juillet 1905) :

Humérus, extrémité inférieure et supérieure. Fractures du coude, de l'olécrane. Fracture de l'extrémité inférieure du radius à faible déplacement. Fractures de clavicule, du péroné. Beaucoup de fractures bimalléolaires sans déviation d'axe. Fractures du genou. (Extrémité inférieure du fémur. Plateau du tibia.) Fractures de l'omoplate.

A côté de l'opinion du maître français, il est intéressant de noter ici même les opinions de quelques chirurgiens étrangers sur le même point. Au Congrès des Chirurgiens allemands de 1903, M. Jordan (de Heidelberg) déclare qu'il soigne la presque totalité de ses fractures du membre supérieur par un massage bi-quotidien léger suivi d'immobilisation entre les séances au moyen d'attelles; pour les fractures du membre inférieur, il commence par employer le massage, puis institue le traitement ambulatoire avec appareil de marche au bout d'environ huit jours. A la même réunion, Bardenheuer (de Cologne) et Stolper (de Breslau) apportaient des conclusions analogues.

Dans tous ces cas assez divers les uns des autres, nous aurons à indiquer à propos de chacun d'eux, quand la kinésithérapie se trouve être la méthode de choix, préférable à toute autre, tant au point de vue du résultat que de la longueur du traitement, les cas dans lesquels elle n'est qu'un pis-aller, nécessité par l'insuffisance des moyens chirurgicaux disponibles autour du blessé (fractures de la rotule); enfin les quelques cas dans lesquels il y a contre-indication, ces derniers étant de nombre excessivement restreint et n'ayant leur place ici que pour réfréner autant qu'on peut le faire les exagérations de la théorie fort sage et très pondérée de Lucas-Championnière.

Sans attacher plus d'importance qu'il ne faut aux résultats anatomiques, il ne faut néanmoins pas laisser prendre aux os une position vicieuse, pouvant compromettre le fonctionnement du membre ou sa solidité. C'est là une indication qui prime toutes les autres, c'est d'après elle que se feront les classifications dont je viens de parler. *C'est donc en se guidant sur l'étendue, la direction ou la facilité de déplacement des fragments osseux que l'on pourra dire si la kinésithérapie doit être employée à l'exclusion de tout autre moyen, associée à d'autres appareils, ou formellement contre-indiquée.*

Ce déplacement est variable, non seulement suivant chaque type de fracture, mais encore suivant la cause du traumatisme, suivant l'âge du blessé, suivant sa valeur musculaire. Si, pour quelques catégories de fractures, on peut d'avance savoir ce que sera cette tendance au déplacement, pour certaines autres fractures, de jambe en particulier, le pronostic est plus difficile et il faut de toute nécessité se faire aider de la radiographie. Bien des fois, c'est l'inspection de la plaque photographique qui permettra de décider avec sûreté s'il est nécessaire de maintenir les fragments par un appareil ou non.

CARACTÈRES GÉNÉRAUX DU TRAITEMENT DES FRACTURES

Quelles que soient les manœuvres à employer, il est certaines règles générales dont on ne devra jamais se départir dans le traitement d'une fracture. La première et la plus importante est qu'**il ne faut pas faire mal**. La plupart des autres ne sont que des corollaires de celle-ci puisque c'est surtout pour ne pas causer de douleur qu'on doit :

Placer le membre fracturé de façon stable et confortable.

N'utiliser que des manœuvres douces, légères.

Ne les faire porter d'abord que sur les régions éloignées du trait de fracture.

Chercher à leur donner comme zones d'application des champs homogènes ou au point de vue musculaire ou au point de vue nerveux.

Les répéter inlassablement semblables à elles-mêmes, de façon à ne pas exciter la sensibilité de la région.

User de précautions extrêmes pour découvrir le membre blessé et même pour le toucher.

Ne faire de mobilisation au moins au début que ce qu'en permet non seulement la sensibilité, mais même la crainte irraisonnée du patient.

En outre, si l'on veut bien se rappeler que l'action principale du massage est d'ordre réflexe, il apparaîtra que dans la kinésithérapie des fractures, on ne doit pas essayer d'agir directement sur l'os, mais médiatement sur lui par l'intermédiaire du système nerveux musculaire et vasculaire.

FRACTURES EN PARTICULIER

I. — MEMBRE SUPÉRIEUR

Fractures du radius. — Les fractures du radius présentent un intérêt considérable pour le kinésithérapeute : au point de vue historique, car elles ont été une des premières fractures traitées uniquement par le massage ; au point de vue pratique, car elles se présentent avec une fréquence considérable ; et enfin au point de vue théorique, car, à leur propos, se posent une certaine quantité de problèmes, que nous retrouverons dans presque toutes les autres fractures.

Elles constitueront pour nous un type de traitement général, auquel on devra se reporter comme à un guide valable dans presque tous les cas.

La technique kinésithérapique devant varier suivant la nature — et je dirai presque la qualité — des dégâts, il est important de délimiter les formes cliniques de cet accident.

1° Il est d'abord une des formes de cette fracture, qui est la *forme dite « typique »*, parce qu'elle se présente de beaucoup le plus souvent; c'est celle où le trait de fracture, traversant la partie la plus large du radius, ne remonte guère à plus de 3 centimètres au-dessus de l'interligne radiocarpien. Le trait est généralement transversal, la face dorsale du fragment inférieur est un peu plus large que sa face palmaire; la surface des fragments est rarement nette et régulière. Ceci est important à retenir. Le plus souvent, elle est anfractueuse et dentelée, toutes conditions favorisant l'engrènement. Le déplacement se présente sous quatre aspects assez différents.

a) Dans la forme la plus simple, les fragments restent en contact avec des déchirures minimes du périoste : c'est le cas le plus simple.

b) Chez les vieillards, il y a une sorte de pénétration du tissu spongieux de l'os, se traduisant par une augmentation de volume de l'extrémité inférieure.

c) Dans les cas les plus nombreux, le fragment inférieur se porte d'avant en arrière, en tournant légèrement autour de son axe transversal; par suite de son mouvement de bascule, le bord postérieur supérieur du fragment distal est plus élevé que le bord antérieur du fragment proximal, la pénétration n'est pas complète, l'apophyse styloïde du radius est déplacée en arrière et en haut, exécutant ainsi un mouvement d'ascension; la main se trouve déjetée du côté du radius, la tête du cubitus faisant une saillie anormale sur l'autre côté.

d) Dans les cas où le traumatisme a été très violent, le fragment inférieur s'en va tout à fait en arrière du fragment supérieur et peut même chevaucher sur lui.

Quel que soit le type de déplacement auquel on a affaire, on

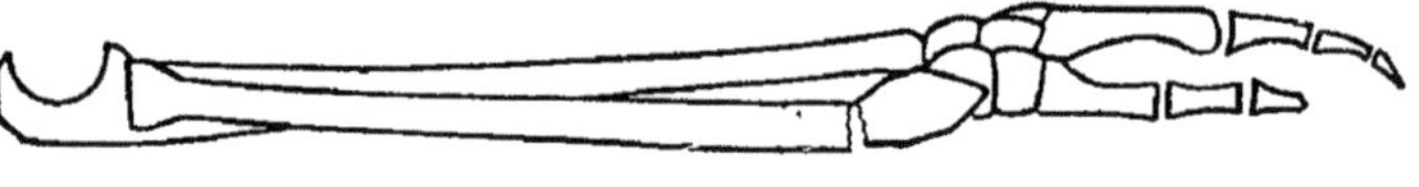

Fig. 3.

peut admettre que, dans l'immense majorité des cas, cette fracture est toujours consécutive à une chute sur la paume de la main en pronation et en extension.

2° Le deuxième type de ces fractures est la *fracture inverse* de la précédente par flexion de l'extrémité inférieure du radius :

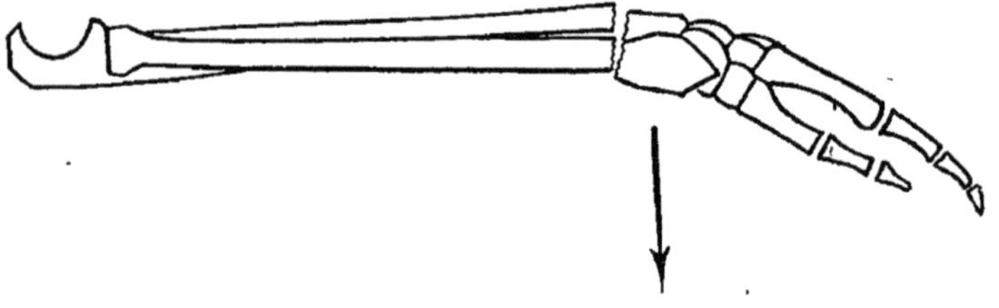

Fig. 4.

c'est ce qui se produit à la suite d'une chute sur le dos de la main, et a ceci de particulier que l'extension de la main sur l'avant-bras est difficile, puisque la surface articulaire, au lieu de regarder vers l'extrémité du membre, regarde obliquement en bas et en avant. La pronation et la supination sont gênées par suite de la disparition des rapports normaux de l'articulation radiocubitale inférieure ; ces troubles, qui se présentent le plus souvent à la période de consolidation, assombrissent notablement son pronostic.

3° La fêlure de l'extrémité du radius s'accompagne assez souvent malheureusement de fracture d'un des os du carpe;

c'est un type fallacieux d'accident; sa bénignité apparente dans les premiers temps qui suivent le traumatisme se change en une ankylose intercarpienne et radiocarpienne lorsqu'on a méconnu cette complication.

4° Une forme des plus graves est la *fracture en étoile* de l'extrémité inférieure du radius. Les traits de fracture sont dirigés en tout sens, d'où son nom. Malgré que le déplacement ne soit pas toujours très important, il y a le plus souvent un trait qui pénètre dans l'articulation radiocubitale inférieure, d'où arthropathie de presque toutes les articulations du poignet, diminution ou perte des mouvements de pronation ou de supination. C'est là la cause de la longue durée du traitement dans ce cas, et en général de ses résultats insuffisants.

5° Chez les enfants, entre dix et quinze ans, on observe assez fréquemment la divulsion de l'épiphyse radiale. Il faut, pour l'obtenir, un traumatisme assez considérable. A raison de la surface régulière et lisse que présentent les fragments, la réduction est assez facile, mais la contention n'est pas réalisable, car il y a un glissement constant des fragments. Une des complications éloignées de ce type de fracture est que le radius fracturé cesse de s'accroître pendant que le cubitus continue à s'allonger, ce qui l'oblige à s'incurver et à repousser la main en dehors, donnant lieu ainsi à la main botte radiale.

La fracture de l'extrémité inférieure du radius peut coïncider avec celle de l'extrémité inférieure du cubitus. En général, on méconnaît cette dernière complication à cause de l'importance que prennent les symptômes spéciaux de la fracture du radius, et, partant, le pronostic varie notablement de ce seul fait; on observe souvent un endolorissement persistant du cal cubital, une gêne considérable de la supination, parfois même une ankylose complète de l'articulation radiocubitale inférieure. Enfin, les fragments sont difficiles à maintenir en coaptation, et donnent lieu, malgré un bon appareillage, à des cals souvent défectueux.

Le traitement général de toutes ces fractures comporte un premier temps de réduction, dont nous n'avons à discuter ici ni l'opportunité, ni la technique.

Au point de vue de la contention, malgré qu'elle ait paru peu nécessaire dans nombre de cas, et que même systématiquement des chirurgiens expérimentés, comme le Dr de Marbaix, se refusent dans aucun cas à la pratiquer, il y a avantage, au moins dans les premiers temps, à donner au malade le soulagement et la sécurité morale d'un appareil qui, en outre, a le grand avantage de corriger systématiquement certaines déformations mécaniques.

De tous les appareils, celui que le kinésithérapeute devra préférer est celui avec lequel la mobilisation et le massage sont le plus facile, celui par conséquent que l'on peut enlever tôt et remettre facilement, sans douleur pour le malade; celui avec lequel on a la possibilité de graduer les effets mécaniques, suivant les indications journalières fournies par la position respective des fragments.

L'appareil idéal serait l'appareil qui a été décrit, il y a de cela trente ans, par Adolphe Richard, dans sa *Pratique journalière de la chirurgie*. M. Guermonprez l'a modifié en l'élargissant ; sous cette dernière forme, il est à peu près constitué comme suit :

Trois attelles planes et rigides, en bois, plus quelques fragments de feutre découpés extemporanément, répartis au mieux des indications des cas particuliers, pour faire le remplissage.

L'attelle principale est palmaire : elle soutient l'avant-bras, le poignet et le métacarpe, mais non les doigts.

La seconde attelle est destinée à soutenir le bord cubital du membre : elle s'étend le long de l'avant-bras, du carpe et du métacarpe, et s'oppose au déplacement qui laisse tomber la main hors de l'écharpe en flexion latérale interne.

La troisième attelle est dorsale, plane comme les précédentes, aussi large que l'attelle palmaire, plus large que l'attelle cubitale, et d'une longueur égale à la distance du pli du coude à l'articulation digito-palmaire.

Nous n'avons pas à détailler ici la façon de placer l'appareil, ni de s'en servir. Il faut simplement faire remarquer que cet appareil, facile à remettre et à ôter, modifiable suivant les indications journalières, permet, grâce aux pièces de feutre qui remplissent ses interstices, de corriger tel ou tel déplacement dès que le médecin s'en aperçoit.

Technique du massage. — Quel que soit l'appareil choisi, on commencera le traitement kinésithérapique le plus près possible de l'accident, avec d'extrêmes précautions et en veillant non seulement à ne causer aucune douleur, mais encore à n'éveiller aucune appréhension. On découvrira le membre blessé et on le disposera de façon à le rendre facilement accessible aux mains du médecin.

La position de l'avant-bras doit être, comme aussi celle de tous les autres segments du membre fracturé, aisée et confortable, sans plus demander. Le malade, s'il est couché, peut rester dans son lit, l'avant-bras posé sur un coussin résistant; il peut être assis, le poignet installé de même sur une table. On peut encore mettre un coussin rigide sur les genoux du malade et y faire reposer son avant-bras et sa main. On peut se contenter de croiser les jambes l'une sur l'autre de façon à ce qu'une des cuisses du médecin forme une sorte de plan incliné sur lequel en placera l'avant-bras et la main d patient.

Enfin, chez quelques sujets excessivement pusillanimes, ou plus particulièrement nerveux, qui ne peuvent supporter le contact du poignet avec rien, on procèdera comme l'a indiqué Dagron, en plaçant le malade appuyé sur son coude, l'avant-bras relevé, la main érigée vers le haut.

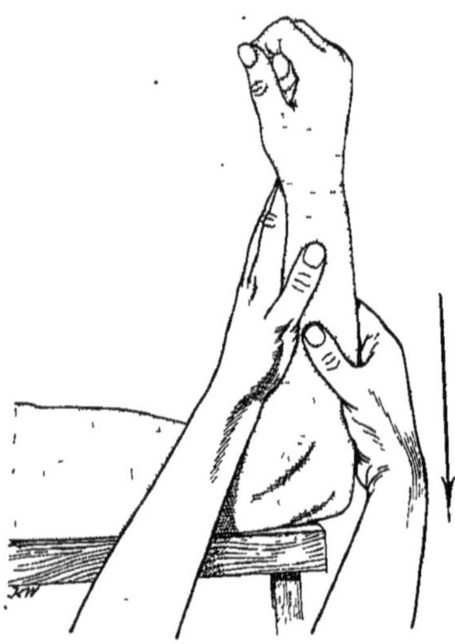

Fig. 5. — Position à donner à l'avant-bras dans le cas de sensibilité extrême du patient.

Pour les deux derniers cas, le massage s'exécutera avec une main, l'autre servant d'attelle supplémentaire pour augmenter la stabilité du membre fracturé.

Dans une première période, d'un à trois jours, caractérisée surtout par l'acuité des douleurs, on se contentera de faire des pressions circulaires ou longitudinales sur la partie la plus charnue de l'avant-bras. Chez la plupart des malades, on pourra esquiver ce premier temps et commencer de suite par un effleurage de la même région, fait à traits longs, lents et doux, et ne descendant pas à plus de trois travers de doigt au-dessus du trait de fracture.

Pour l'exécuter et sans faire grande attention au territoire musculaire sur lequel on se trouve, puisqu'il s'agit surtout d'une manœuvre destinée à calmer la sensibilité, on se servira de la pulpe des doigts joints de la main libre formant gouttière; puis, après cinq minutes environ de cette manœuvre, viendront des vibrations sur le haut de l'avant-bras, la main et l'interligne articulaire du poignet; un effleurage des doigts et des tendons extenseurs ; enfin, si la sensibilité paraît atténuée, un très léger effleurage de deux à trois minutes fait avec le ou les pouces au-dessus du trait de fracture ; on terminera par une esquisse de mobilisation des doigts, en faisant attention particulièrement au pouce dont les mouvements sont en général plus douloureux que ceux des autres doigts. Puis après un nouvel effleurage analogue à celui qui a commencé la séance, le bras sera remis avec de grandes précautions dans l'appareil.

Au bout de deux, trois, quatre ou cinq séances quotidiennes semblables, suivant les malades, la sensibilité sera suffisamment atténuée pour que le contact d'aucune région du bras, sauf du trait de fracture, ne soit plus vraiment douloureux, et pour qu'on puisse obtenir que le malade maintienne, pendant la séance du massage l'avant-bras appuyé horizontalement, sa main dans une position intermédiaire entre la flexion et la supination.

A ce moment, le traitement comprendra des pressions sur les masses des muscles épitrochléens et épicondyliens ; un effleurage prolongé partant des doigts pour remonter lentement jusqu'au coude ; deux à trois minutes de vibrations sur l'interligne articulaire, puis sur la face palmaire un effleurage, exécuté avec la pulpe de deux ou trois doigts de la main, de même nom que celle du blessé, cherchant à pénétrer dans les interstices des tendons, en suivant leur grand axe, et à atteindre les muscles pronateurs cachés dans la profondeur ; de la friction légère sur les ligaments articulaires du poignet et au niveau des articulations du carpe. Puis, au bout de quelques jours encore, un pétrissage des muscles épitrochléens et épicondyliens ; la mobilisation des doigts article par article et des articulations scapho-trapézienne, trapézo-métacarpienne autant qu'on le peut faire. Enfin, la mobilisation de l'articulation radio-carpienne elle-même.

Cette mobilisation, qui a dû être commencée dans les cas favorables vers le *deuxième ou troisième jour*, par des mouvements quasi imperceptibles comme amplitude, et très lents, aura été progressivement augmentée. Au moment où le traitement que nous venons de décrire est applicable dans son entier, on doit être arrivé à faire exécuter des mouvements nets d'extension et de flexion ; on doit avoir pu commencer l'ébauche des mouvements de supination.

Dans tous ces mouvements, on aura fait grande attention à ne pas tirailler le ligament latéral interne si souvent lésé. On se méfiera enfin des mouvements de relèvement du poignet trop accentués.

Pour pratiquer cette mobilisation de la façon la plus précise en même temps que la moins dangereuse pour le malade, la main homologue du médecin sera placée de façon, non pas à tenir le poignet du malade, mais à empaumer la main, l'autre main du masseur servira à immobiliser le segment supérieur de l'article non pas au niveau du trait de fracture, mais plus bas que lui s'il est possible et presque au ras de l'articulation.

Toutes les séances du traitement auront été terminées, à part celles des deux ou trois premiers jours, par une mobilisation assez complète de l'articulation du coude, après remise du poignet dans son appareil.

Les mouvements actifs auront été employés dès le début de cette période où la douleur n'est plus un obstacle au traitement. Ils consisteront en des mouvements de flexion et d'extension des doigts, mouvements de flexion et d'extension de l'avant-bras sur le bras. Ces mouvements, que l'on laissera d'abord faire au malade à son gré, seront ensuite guidés par le doigt du médecin, sans que celui-ci veuille les transformer en mouvement avec résistance.

Lorsqu'ils auront acquis une précision suffisante, on se servira d'un piano, à la rigueur du bord d'une table, pour obliger le malade à faire bouger ses doigts séparément. On lui donnera une balle en caoutchouc mince, assez flexible, à pétrir. On l'habituera à la tenue d'objets minces. Petit à petit, la main du kinésithérapeute, qui ne servait d'abord que de guide, servira de résistance, graduant de jour en jour l'augmentation de l'énergie qu'il déploie.

Au point de vue des mouvements nécessitant une certaine quantité de force, il faut signaler le danger de les faire reprendre trop vite par le malade. Il n'est pas rare de constater, lorsque ces essais ont été faits un peu prématurément, que le malade souffre pendant fort longtemps sans aucun bénéfice; ainsi, on pourra permettre l'écriture à condition que la longueur d'une séance n'arrive pas à fatiguer les muscles, par contre, on défendra pendant longtemps au malade de couper sa viande, à cause de la force qu'il est obligé d'employer.

Ces deux exemples suffiront pour montrer dans quel esprit on doit guider le blessé.

A la fin du traitement, il sera bon d'utiliser comme gymnastique active les gestes professionnels, et petit à petit de réentraîner, par exemple, l'ouvrier à porter son marteau ou tout autre outil familier analogue comme poids, avant de lui permettre de s'en servir comme instrument de travail.

Suivant les formes du trait de fracture, le traitement devra varier. Dans la fracture dite inverse, l'important est de corriger au maximum la déviation pendant les premiers jours; puis, comme elle s'accompagne en général d'une raideur plus considérable que dans le type ordinaire, il faudra prolonger le traitement mobilisateur, surtout pour les mouvements de pronation et de supination assez difficiles à obtenir, et veiller avec soin à obtenir le relèvement du poignet.

Dans la fêlure, lorsqu'on aura dépisté la fracture d'un des os du carpe, qui accompagne presque toujours cette forme, il faudra traiter particulièrement cette fracture avec tous les ménagements nécessaires pour ne pas obtenir un cal exubérant ou un fragment déplacé. Sous réserve de ces précautions il faudra mobiliser dès qu'on le pourra les articulations intercarpiennes adjacentes.

Dans la fracture en étoile, on portera une attention toute particulière au massage de toutes les articulations qui peuvent avoir été touchées, et souvent elles sont nombreuses. On pratiquera, justement à raison de cette complexité des lésions, une mobilisation très prudente du carpe. C'est un de ces cas où précocement il faudra se servir des adjuvants du massage, tels que : air chaud, bains de sable. Il sera bon enfin d'y ajouter des vibrations mécaniques légères de tout le massif osseux du carpe.

Dans ces deux dernières formes plus particulièrement, mais un peu dans toutes, il est vrai, les interosseux souffrent et tendent à s'atrophier.

Lorsqu'on s'apercevra par le palper et par les irrégularités des mouvements des doigts qu'il en est ainsi, on devra les soigner particulièrement par de l'effleurage, de la friction ; puis par des mouvements *spécialisés* des doigts, les obliger à travailler (par exemple écartement d'un ou plusieurs doigts par rapport aux autres maintenus immobiles).

Il est intéressant de savoir quels résultats on peut attendre du traitement ainsi compris.

En soi, la fracture du radius, sans grand déplacement, dans sa forme la plus simple, est de moyenne gravité : en vingt-cinq à trente jours, chez les adultes, la fracture se consolide.

Quand, au contraire, la fracture a été méconnue ou négligée, que la déformation en fourchette ou en baïonnette n'a pas été corrigée, elle entraîne une difformité bien connue amenant une gêne de la flexion du poignet et des mouvements des doigts, à cause du déplacement des tendons.

Dans d'autres cas, lorsque le cal est exubérant, il gêne les mouvements de pronation et de supination ; s'il s'insinue entre les gaines tendineuses, il amène leur irritation ; si sa saillie vient faire pression sur le nerf médian ou sur les nerfs cubital et radial, mais ceci plus rarement, il peut provoquer une névrite avec toutes ses complications.

Dans les fêlures de l'extrémité inférieure du radius, il n'y a pas de déplacement ; le pronostic serait toujours bon si on ne trouvait pas assez souvent, coexistant avec elle, une fracture d'un des os du carpe, complication qui amène fréquemment de l'ankylose.

Dans la forme en étoile, il est presque impossible d'obvier à la multiplicité et à l'étendue des arthropathies. D'ailleurs, d'une facon générale, le danger dans toutes les fractures du carpe est l'ankylose du poignet. Elle présente ceci de particulier : c'est que, commençant par réunir entre eux deux ou trois des os du massif osseux, elle finit par les envahir tous et faire une pince rigide du membre depuis l'avant-bras jusque, et parfois y compris, les cinq métacarpiens.

Cette ankylose peut être fibreuse ou osseuse. Dans le premier cas, lorsqu'il n'y a qu'une synovite adhésive, ou un épaississement des ligaments articulaires, on peut voir la fonction se rétablir.

Quant à l'ankylose osseuse, c'est la perte absolue de l'usage du poignet.

A côté de ces cas extrêmes, on observe assez souvent la sub-luxation du cubitus, les fractures de son apophyse styloïde, les luxations du tendon du *cubital postérieur*, les luxations des os du carpe, la coexistence d'une entorse sérieuse du poignet. Chacune de ces complications nécessite un traitement spécialement dirigé contre elle; elles ont besoin d'être dépistées dès le début, non seulement pour pouvoir modifier le pronostic, mais pour établir le traitement.

Le plus fréquemment, les lésions de la tête de l'apophyse styloïde du cubitus laissent une douleur qui persiste bien longtemps après la guérison. Du reste, cette douleur s'accompagne d'un empâtement de toute la partie inférieure et interne du cubitus et du ligament cubito-carpien qui donne une impression de dureté. Cet épaississement est parfois assez considérable pour déformer la région et pour permettre au doigt de marquer son empreinte. Aussi faudra-t-il, dans toutes les fractures du radius, où cette région n'apparaîtra pas dès les premiers temps comme absolument indolore, y appliquer un traitement spécial comme on pourrait le faire pour une lésion spéciale de cet os.

Effleurage de la région : effleurage pratiqué avec la face palmaire du pouce et des deux premiers doigts, se posant l'une sur une face, les autres sur l'autre face de l'os. Des vibrations de l'interligne articulaire, des frictions suivant la direction du faisceau cubito-carpien, du ligament antérieur, et suivant la direction du ligament latéral interne.

Ces lésions, qu'on rencontre fréquemment dans la pratique, ont été décrites, en particulier par Lynn Thomas, de Cardiff.

D'ailleurs, les anciens classiques avaient déjà noté depuis longtemps l'engorgement des parties molles et la raideur du poignet. Elle est amenée non seulement par les altérations de l'articulation du poignet, mais aussi par des lésions des ligaments articulaires, des muscles et des gaines tendineuses.

Tout traumatisme siègeant près d'une extrémité osseuse amène dans l'articulation la plus proche une réaction considérable ; au poignet il y en a une grande quantité de formes, depuis l'hémarthrose jusqu'à l'hydarthrose pure.

- Dans le premier cas, l'organisation du liquide hématique et sa pénétration par des sels calcaires arrivent à produire un véritable pont osseux. Il faut la différencier, dès le début, de l'infiltration des tissus fibreux avoisinants pour pouvoir, aussitôt la traiter (Cf. Épanchements articulaires). On le trouve sous forme d'une distension flasque de la synoviale articulaire à la face dorsale du poignet.

En dehors de l'articulation même, on trouve de la myosite inflammatoire, lente, tenace, provoquée par l'infiltration de l'épanchement hématique soit au niveau des fibres musculaires rupturés ; soit dans le voisinage de l'article.

Elle se manifeste au début par de la tuméfaction, de l'hyperthermie locale, de l'hyperesthésie, surtout par une consistance augmentée, presque ligneuse, tenant à une exagération de la tonicité. Ce sera une indication pour éviter toute manœuvre offensante. On emploiera l'effleurage lent, léger et très prolongé, avec de la friction lente et douce.

Plus tard, on la trouve sous forme d'induration scléreuse (qu'il faut savoir distinguer de l'immobilisation instinctive contre la douleur). Cette forme scléreuse s'étend aux tissus cellulaires péri-musculaire et sous-cutané, à l'aponévrose antibrachiale, au derme, formant au muscle plus ou moins inflammé, une gaine épaisse et résistante où se perdent les différentes couches. Le muscle sclérosé tend à rapprocher ses insertions; ses tendons donnent la sensation d'une corde rigide ; il est déformé.

Enfin, on rencontre très fréquemment une synovite tendineuse, plastique, adhésive, qui assombrit le pronostic des fractures. On l'observe souvent dans les cas où le traumatisme a été assez considérable, non seulement pour rompre l'os, mais pour déterminer des contusions des tendons et de leurs gaines. En général, dans ces cas, l'un des bords du fragment osseux déchire quelques portions de la synoviale tendineuse, ne serait-ce qu'à l'endroit où elle est inséparable du périoste, comme le feuillet pariétal de l'arachnoïde est inséparable de la dure-mère du côté de la voûte du crâne.

Il en résulte un épanchement dans la gaine avec liquide séro-sanguin, une sorte d'hémarthrose ; cette couche liquide, que l'on sent très bien entre le doigt et le foyer de fracture, se coagule tardivement. Néanmoins, si on ne s'en est pas occupé spécialement, au bout de quelques semaines, on assiste à la soudure du tendon et de sa gaine, ce qui s'aperçoit parce que le relief, que forment les tendons au-dessous de la peau, quand les muscles se contractent, ne peut plus être reconnu, et que les doigts ne peuvent plus bouger. En outre, on trouve un empâtement qui occupe tout le paquet tendineux, parce que la synovite s'accompagne toujours de péri-synovite. Dans les cas extrêmes, la peau même devient sèche, dure et rétractée. Le traitement (dès cette complication reconnue) doit viser plus spécialement les modifications apparues dans le muscle. Contre elles, on emploiera d'abord avec un effleurage sec et rapide les frictions brèves et interrompues, le pincement et la malaxation des téguments et des gaines tendineuses, si possible. Puis dès qu'une modification se fera sentir dans ces couches superficielles, on emploiera le pétrissage du corps musculaire, des mouvements passifs répétés, des frictions légères sur le point le plus accessible du nerf qui innerve ce muscle. Indépendamment de la déformation osseuse, il faut ajouter à cette série de troubles les troubles fonctionnels, dus à l'atrophie des inter-osseux et qui se traduisent par la difficulté à exécuter certains mouvements très spécialisés (pianiste, dactylographe, etc.).

Comme résumé du traitement de ces fractures, on ne saurait rien donner de si saisissant que les conclusions du travail présenté en 1911 à l'Académie de Médecine par M. de Marbeix, d'Anvers. Ce chirurgien, chargé d'un service important d'accidents du travail, a pu comparer les résultats définitifs sur des travailleurs obligés à une dure besogne : il s'agit de débardeurs du port d'Anvers. On sait (et ce détail a quelque importance) qu'ils travaillent par brigades, chaque brigade entreprenant à forfait le déchargement d'un bateau par exemple. Les ouvriers faisant partie d'un de ces groupes ne tolèreraient certainement pas parmi eux un de leurs camarades dont la capacité de travail risquerait de diminuer les bénéfices collectifs de la brigade. On peut donc dire que quand un ouvrier a repris dans ces conditions son travail antérieur, la guérison, au point de vue fonctionnel, est parfaite. Or, les malades, traités d'une façon classique par l'appareil plâtré, qu'il y eût après le lever de l'appareil mobilisation ou non, lui ont donné une moyenne de traitement par malade de deux cent un jours. Il y eut 80 p. 100 d'ouvriers reconnus comme définitivement invalides; tandis que, avec le massage et la mobilisation immédiate (et, pour M. de Marbeix, massage et mobilisation immédiate sont exclusifs, non seulement de tout moyen de contention, *mais de toute tentative de réduction*), la durée du temps avant la reprise du travail a été en moyenne de quarante et un jours. Il n'a eu aucune invalidité.

Enfin, au point de vue expérimental, il a choisi deux sujets à fractures simples, sans déformation, et il les a soumis à une immobilisation relativement courte de dix-sept jours. Or, pour l'un des deux, le traitement a duré quatre-vingt-cinq jours, pour l'autre cent trente-cinq jours. L'un des deux fut bien guéri, l'autre garda un enraidissement permanent.

Enfin, des constatations radiographiques qu'il a pu faire plusieurs années (trois ans) après l'accident lui ont montré que la déformation, qui apparaissait d'abord comme considérable après l'accident, avait diminué dans d'énormes proportions.

Tels sont les résultats que l'on devrait obtenir à peu près dans tous les cas en employant la méthode kinésithérapique. Lorsque cette méthode n'a pas été suivie ou qu'elle n'a été appliquée que trop tardivement, il n'est pas rare de constater des ankyloses excessivement difficiles à vaincre. Le traitement de ces raideurs articulaires sera étudié de façon particulière au chapitre des ankyloses.

Nous voulons simplement faire remarquer ici combien, à raison de la spécialisation fonctionnelle de cette articulation, il serait intéressant de remplacer la mobilisation banale par des mouvements appropriés à la profession du malade, institution qui d'ailleurs existe à l'étranger et qui donne les meilleurs résultats à la suite d'accidents du travail.

Fractures de la clavicule. — Ces fractures extrêmement fréquentes viennent, en nombre, tout de suite après celles des côtes, de la jambe et de l'avant-bras.

Les fractures du corps se produisent soit directement par

choc ; soit le plus souvent indirectement, dans le cas de chutes sur la main, le coude ou l'épaule.

La fracture incomplète échappe presque complètement au traitement, n'étant reconnue qu'après la formation du cal.

Le plus souvent, la fracture indirecte est oblique, en bas, en dedans et en arrière. Les fragments externes se portent en bas et en dedans ; le fragment interne remonte et se porte en avant sous l'influence du sterno-cléido-mastoïdien.

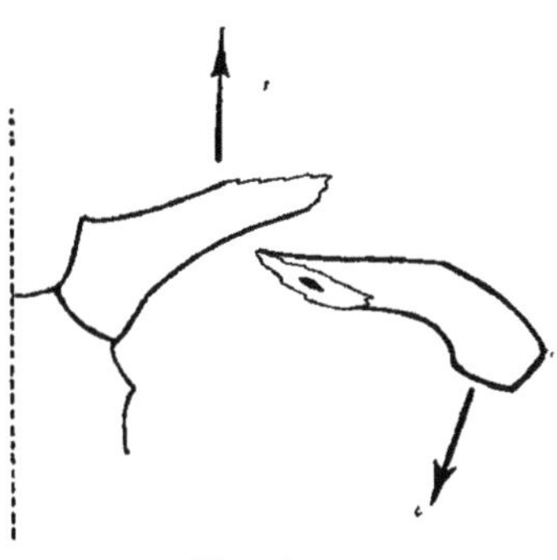

Fig. 6.

Dans le traitement des fractures de la clavicule, il est à peu près impossible d'obtenir une coaptation stable des fragments ; la réduction ne peut guère porter que sur le fragment externe difficile à maintenir dans une position fixe — j'entends la réduction par appareil ; le fragment sternal, ne peut être ramené que par un relâchement du sterno-cléido-mastoïdien ; d'où l'indication de réduire ce déplacement au minimum par des manœuvres de massage approprié.

La déformation est donc presque fatale ; on peut se servir pour la diminuer, ou de la position dite de « Couteaud[1] », quelque difficile à supporter qu'elle soit ; ou d'un bandage de diachylon, maintenant au niveau du cal un coussin peloté.

Les extrémités de la clavicule offrent moins d'intérêt pour la kinésithérapeute. La fracture de l'extrémité interne se révèle le plus souvent par un cal volumineux saillant, en haut. Celle de l'extrémité externe présente un déplacement

1. M. Couteaud. *Rev. de Chirurgie*, 1909, n° 10, p. 571.

presque nul, une douleur peu vive ; par conséquent, le traitement manuel a peu d'indications à remplir.

La technique a ceci de particulier que la clavicule étant un os exposé sous une mince couche de téguments, les manœuvres portant directement sur lui au niveau du trait de fracture peuvent dépasser l'effet qu'on se propose, et obtenir une suractivation de la réparation osseuse allant jusqu'à la production d'un cal exubérant. Aussi avons-nous coutume de laisser de côté la partie osseuse proprement dite et de chercher plutôt à faire résorber facilement et vite l'hématome qui descend ordinairement le long des fibres du grand pectoral — ce à quoi on arrivera par un effleurage dans le sens de ces fibres, et des séries de frictions légères appliquées au bord inférieur de ce muscle.

Le traitement véritable et le plus fructueux pour le malade sera l'effleurage du deltoïde, des muscles de la fosse sus-épineuse ; enfin, lorsque la sensibilité diminue, du trapèze et du sterno-cléido-mastoïdien.

Pour ces deux derniers muscles, il vaut mieux faire un massage symétrique des deux côtés du cou, commençant près de l'apophyse mastoïde et allant en mourant vers la clavicule.

On terminera chaque séance par des mouvements passifs de rotation de la tête, puis de mobilisation de l'humérus qu'on limitera pendant les premiers temps à des mouvements de propulsion en avant, peu accentués, mais plus marqués en arrière jusqu'à ce que la réparation soit suffisante pour ne plus permettre un déplacement des fragments.

On peut, si l'on trouve au bout de quelque temps que la réparation ne marche pas assez vite, joindre à cette formule des vibrations sur le fragment interne de l'os fracturé, et des frictions légères au niveau du cal. La séance finie, on se contentera d'immobiliser le bras dans une simple écharpe, ou on remettra le malade en position de « Couteaud ».

Ce traitement, excessivement simple et des plus faciles à appliquer au point de vue kinésithérapique, donne d'excellents résultats dans la presque totalité des cas lorsqu'on a soin de veiller à ce que les vêtements du malade, ou une mauvaise habitude (corps courbé en avant, épaules resserrées) n'augmentent pas le chevauchement des fragments : on ne constate ni cal véritablement difforme, ni diminution considérable de longueur de la clavicule, et le malade peut reprendre en vingt à vingt-cinq jours ses occupations. D'ailleurs, lorsque le cal est un peu volumineux, le plus souvent c'est en hauteur qu'il s'étale, et la saillie apparente sous la peau est peu marquée.

Fractures de l'omoplate. — Ces fractures sont rares et la situation de l'os sur un plan qui épouse sa forme, la quantité de muscles s'insérant sur toute son étendue en font en général une fracture sans grand déplacement.

Les fractures du col de l'omoplate donnent l'apparence d'une luxation sous-glénoïdienne ; on a affaire, dans ce cas, à un ensemble de lésions se rapprochant beaucoup d'ailleurs de la luxation de l'épaule.

Les fractures de l'acromion sont fort rares. Celles de l'apophyse coronoïde ne se présentent presque jamais isolées, elles coexistent avec, soit une fracture de la cavité glénoïde, ou du col de l'omoplate, soit une fracture de la tête humérale ou une luxation de l'épaule en bas.

Il semble que le cal soit en général fibreux, d'où indication d'intervenir manuellement dans le sens de l'excitation ostéogénique.

Le traitement des fractures de l'omoplate est presque

exclusivement musculaire, la position profonde de l'os empêchant que l'on puisse ou le mobiliser avec précision, ou agir directement sur la fracture. L'indication la première à remplir est de décontracturer avec les rotateurs du bras : grand rond, petit rond, sous-épineux, le trapèze. Le déplacement des fragments étant surtout maintenu peut être même provoqué par ces muscles

On commencera par des pressions que la main exécutera facilement avec toute son étendue puisque la région est peu tourmentée et large ; puis par un effleurage partant de la nuque pour aller jusqu'à la ligne axillaire. Dans cette effleurage, on dirigera plus particulièrement les mouvements dans la direction des sus-épineux et des sous-épineux ; on pourra même avec bénéfice faire de l'effleurage de toute la partie latérale du tronc, de l'effleurage du moignon de l'épaule ; dès que la douleur aura cessé, on profitera de la décontracture musculaire pour commencer de petits mouvements de mobilisation de l'humérus, en se méfiant toutefois des mouvements de propulsion en arrière et des mouvements de rotation, et en s'en méfiant longtemps, car la consolidation en général est lente. Au bout de quelques jours, on adjoindra à ce traitement simple, composé d'effleurages et de pressions, des frictions assez profondes permettant pour une partie de stimuler la fonction ostéogénique de l'os.

Dans tout ce traitement on se rappellera que le plus gros ennui de la fracture provient des raideurs de l'épaule amenées par la contracture des muscles rotateurs de l'épaule.

Fractures de l'humérus. — Il est nécessaire d'examiner séparément les fractures de l'extrémité supérieure, celles de la diaphyse et celles de l'extrémité inférieure.

Les fractures de l'extrémité supérieure comprennent celles de la tête, du col anatomique, de la grosse tubérosité et du col chirurgical.

La fracture isolée de la tête est rare ; comme elle se présente en général à la suite d'une violence directe, sorte d'écrasement, les phénomènes de contusion articulaire et d'arthrite prennent le pas sur ceux de la fracture.

La fracture du col anatomique est fréquente ; elle a pour le kinésithérapeute ceci d'intéressant : c'est que la tête de l'humérus dans certains cas semble enfoncée dans la diaphyse par pénétration, par conséquent sans déplacement, et qu'elle peut, dans d'autres cas, décrire un mouvement de rotation qui va jusqu'à porter en dehors la surface articulaire contre la diaphyse. Enfin, cette fracture se complique assez souvent d'une luxation de la tête détachée, en bas, ou en bas et en avant, ou dans le sens scapulo-huméral ordinaire.

On croyait que lorsque la fracture était tout à fait intracapsulaire, la tête devait se nécroser et être éliminée plus tard comme un corps étranger. Non seulement il n'y a probablement pas d'observations véritables de cette terminaison, mais au contraire, dans nombre de cas, on a vu la tête se consolider dans une situation vicieuse, se résorber en partie, ou, mieux, subir un changement de forme en créant une pseudarthrose. Cette consolidation dans cette situation peut se faire jusqu'à un âge très avancé, plus de soixante-dix ans comme je l'ai vu récemment chez une malade du Dr Desmarets.

La première indication qui se pose est d'obtenir la décontracture des muscles de cette région. Aussi on commencera par un effleurage centrifuge de l'épaule, allant, comme je l'ai déjà dit pour la clavicule, depuis l'apophyse mastoïde, jusqu'au-dessous des insertions du deltoïde. Cet effleurage, qui devra occuper la plus large surface possible, et se faire avec lenteur et légèreté, amènera très vite une diminution, et on peut dire une cessation de douleurs. On restreindra alors le champ d'application de la main pour se limiter à la région postérieure de l'épaule, de façon à agir plus intensément sur les rotateurs. On veillera à décontracturer le biceps qui, dans cette lésion, réagit facilement à cause de son tendon qui passe sur le lieu de fracture.

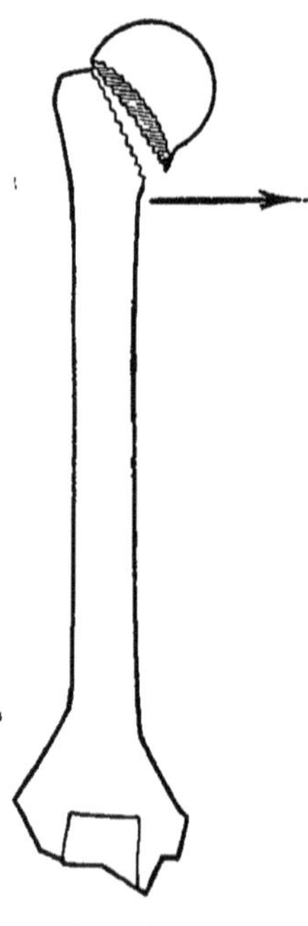

Fig. 7.

Après cette première période; on pratiquera un effleurage assez accentué et des frictions à la surface du grand pectoral, et le long de la paroi thoracique axillaire en descendant parfois jusqu'à la crête iliaque, à cause de l'épanchement sanguin qui filtre le long des interstices musculaires de toute cette région. S'il n'y a pas de déplacement de la tête, dès le premier jour (si la douleur le permet), on emploiera des mouvements prudents et modérés de mobilisation consistant en propulsion du bras en avant, propulsion légère en arrière. Ces mouvements auront une amplitude ne dépassant pas quelques degrés, 30 environ, entre la limite de l'élévation en avant et la limite de la propulsion en arrière. On réservera l'abduction du bras et la rotation externe pour le moment où la consolidation sera déjà quelque peu avancée. Si, au contraire, il y a eu un déplacement assez considérable de la tête, et que ce déplacement n'ait pu être réduit ; que, par suite, on doive craindre une déformation permanente gênante pour la mécanique articulaire, on pratiquera une mobilisation aussi hâtive et aussi étendue *que l'état de la consolidation le permettra.* Très vite, on cherchera à obtenir le plus d'amplitude possible, ne s'arrêtant que sous la menace de la contracture musculaire ou du déplacement des fragments.

(Il est probable que, dans ce cas, la meilleure façon d'immobiliser le bras, dans l'intervalle des séances, est de le placer en abduction et en élévation.)

Si on se trouvait en face d'un gros déplacement de la tête irréduit ou non réductible, soit manuellement, soit opératoirement, on prolongerait la mobilisation, manuelle d'abord, mécanique ensuite, de façon à hâter la formation de la pseudarthrose. Ce dernier paragraphe s'applique surtout aux cas où le fragment, séparé de la tête, a perdu ses rapports avec la cavité glénoïde.

La fracture de la grosse tubérosité de l'humérus, en général, complique une luxation scapulo-humérale. Il faut noter à côté d'elle le déplacement du tendon de la longue portion du biceps. Envisagée comme complication d'une luxation, cette fracture assombrit notablement le pronostic ; car il est rare que l'épaule, dans ce cas, retrouve sa mobilité, le cal qui se forme venant buter à la moindre élévation de l'humérus contre la voûte acromio-claviculaire.

Avec les habitudes que nous avons en France, c'est-à-dire de mobiliser tardivement, le pronostic de cette lésion est assez sombre. Cette fâcheuse habitude chirurgicale d'immobiliser, et surtout d'immobiliser trop longtemps (le trop longtemps, ici, pouvant être représenté déjà par huit jours), a une importance qui sera mise en valeur au chapitre des luxations de l'épaule. Mais, dès maintenant, nous devons signaler les résultats brillants qu'a obtenus Melchior (de

Breslau), dans des cas de fractures isolées de la grosse tubérosité.

Sur 20 cas datant de plus d'un an, il a pu réexaminer lui-même 10 de ces malades ; il a reçu de 8 autres des nouvelles écrites, 2 n'ont pas été retrouvés.

Sur les 10 sujets examinés, 4 avaient recouvré un fonctionnement absolument normal, 6 autres conservaient quelques désordres. Sur les 8 qui avaient écrit, 3 accusaient une guérison parfaite, 5 formulaient quelques plaintes. Ce qui donne en résumé, sur 20 : 7 résultats parfaits, 11 résultats imparfaits, mais pour lesquels, dans 9 cas, l'imperfection était très peu de chose, elle n'était véritablement caractérisée par des douleurs et une diminution des mouvements que chez 2 sujets âgés de plus de cinquante ans. Chez l'un d'eux, le déplacement fragmentaire avait été considérable ; chez l'autre, fait intéressant, le traitement n'a pu être institué que sept semaines après le traumatisme.

Ces résultats ont été obtenus avec un traitement kinésithérapique se rapprochant notablement de ceux que nous préconisons. Durant les deux ou trois premiers jours, aucun traitement, le bras étant seulement maintenu en écharpe ; puis massage et mobilisation active, puis passive poursuivie quatre semaines au moins, jusqu'à plusieurs mois dans les cas rebelles.

Je pense que le massage peut être commencé dès les vingt-quatre premières heures, lorsqu'on est sûr de son habileté manuelle.

Mais, sous réserve de cette légère divergence, nous devons admettre que le traitement kinésithérapique précoce et longtemps prolongé de ces fractures donne des résultats supérieurs à tout autre.

Fracture du col chirurgical. — Ici, on constate en général un déplacement du fragment inférieur en avant, en haut et un peu en dedans.

Au point de vue kinésithérapique, on pourra, dans les cas simples, sans grand déplacement, se contenter d'un bandage, genre écharpe de Mayor. Dans les cas où le déplacement est considérable, l'appareil à traction de Hennequin sera d'une grande utilité.

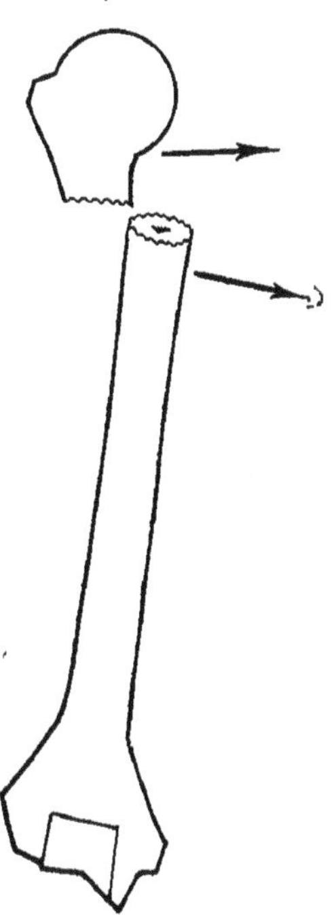
Fig. 8.

En dehors de ces cas, voici la technique d'ordre général à suivre :

Il y a intérêt ici à aboutir le plus vite possible la résolution de la contracture des muscles omo-scapulaires.

Commencer par l'effleurage du cou et de l'épaule, la main partant de l'apophyse mastoïde pour aboutir au delà du V deltoïdien ; frictions légères avec la pulpe des doigts sur la face antérieure de l'articulation ; vibrations avec la main entièrement posée à plat sur l'omoplate. Après obtention de l'anesthésie, on peut remplacer en général vers le deuxième ou troisième jour l'effleurage centrifuge que nous venons de décrire, par un effleurage centripète dont un trait passera sur la fosse sus-épineuse, le suivant dans la fosse sous-épineuse, pendant que la seconde main se rabat le long du grand pectoral en décrivant une sorte de mouvement d'éventail.

Sur le bras, on pratiquera un effleurage circulaire léger allant du pli du coude jusqu'à l'épaule, renforcé par quelques manœuvres de frictions au niveau de la face interne du bras, dans son tiers inférieur, région qui s'infiltre de sang.

Dès les premiers jours, on sera même le plus souvent obligé de faire un massage complet de la région du coude, l'épanchement sanguin, provoqué par la lésion, descendant jusque-là et donnant lieu à des raideurs articulaires si on n'y veille avec soin.

On commencera aussi vers la même époque des frictions profondes sur le deltoïde, au niveau de la bourse séreuse sous-deltoïdienne qui très souvent à la suite de cet accident est atteinte.

La mobilisation sera commencée dès le premier jour si possible, à moins que la pusillanimité du malade ne fasse redouter de la contracture de défense de ses muscles.

Voici les règles qu'a données pour la pratiquer M. Lucas-Championnière, règles qui sont encore absolument valables et qui n'ont besoin d'aucune espèce de retouche.

La mobilisation devra d'abord n'être pas douloureuse. Elle devra être peu étendue ; et, avec ces deux restrictions, on emploiera pour commencer les mouvements d'avant en arrière presque exclusivement ; ce n'est que plus tard que l'on pratiquera, par exemple, l'élévation du bras en dehors ; et enfin, ce n'est que tout à fait vers la terminaison du traitement que l'on cherchera à faire exécuter les mouvements de rotation en dedans et d'abduction étendue ; dès la seconde période du traitement, on commencera à faire exécuter au malade quelques mouvements actifs ; on les amorcera si on ne peut les faire exécuter de prime abord, par des mouvements passifs arrêtés dans une position choisie, que l'on priera le malade de garder ; par exemple, si celui-ci peut lever le bras en dehors, le médecin élèvera le bras jusqu'à un certain angle, s'arrêtera et commandera au malade de rester dans cette position.

En même temps, on pratiquera un pétrissage léger du deltoïde, du biceps et du triceps ; on essayera de faire résorber l'épanchement sanguin descendu le long du bras, et on veillera à parfaire la mobilité du coude, souvent entamée dans une grosse limite.

A propos de la mobilisation de l'humérus, on se rappellera que l'omoplate n'est pas facile à fixer ; aussi pourra-t-on laisser de côté tous les dispositifs qui tendent à l'immobiliser pour soi-disant ne laisser s'accomplir les mouvements que dans l'articulation scapulo-humérale. Cf. Luxations de l'épaule.

Et même, lorsque, par suite de la déformation ou de toute autre cause, on s'apercevra après un certain laps de temps que l'articulation de l'humérus avec l'omoplate n'est pas parfaite, et qu'il faut compter avec une certaine limitation des mouvements, on devra alors entraîner systématiquement l'omoplate à suppléer au mauvais fonctionnement de l'articulation du bras.

Dans le cas où, pour une raison ou pour une autre, se trouvant en face d'une lésion comprenant luxation et fracture, le chirurgien n'a pu intervenir, on devra, dès que la réunion des deux fragments offrira quelque solidité, mobiliser immédiatement la tête de l'humérus, s'efforçant ainsi de créer le plus rapidement possible la pseudarthrose qui est le seul résultat à attendre dans ce cas.

Fracture du corps de l'humérus. — La cause de la fracture présente un certain intérêt, en ce qu'elle contribue à déterminer la direction du déplacement, qui se trouve ensuite exagéré et maintenu par la contracture musculaire. En général, quand la fracture est oblique et à peu de distance au-dessous du deltoïde, le fragment supérieur est attiré en haut et en dehors, le fragment inférieur a tendance à être attiré en dedans ; au tiers inférieur, le long supinateur tend à faire basculer le fragment inférieur pointe en avant.

Il semble bien maintenant que la pseudarthrose, hors les cas d'interposition musculaire, soit excessivement rare, et que les craintes qu'on trouve exprimées dans les classiques, à propos du retard de consolidation possible, si on n'immobilise pas les articulations, sus et sous-jacentes, soient exagérées. Probablement pour cette facture, comme pour toutes celles de la diaphyse des os longs et isolés, le meilleur traitement consiste dans une immobilisation, non pas absolue des deux fragments, mais suffisante pour empêcher un déplacement vicieux, soit au point de vue esthétique, soit des fonctions du membre. L'extension continue appliquée jusqu'à correction du déplacement s'adapte fort bien à ce genre de traitement; en ayant soin de laisser assez libres l'articulation du coude et l'articulation de l'épaule, ou tout au moins de les mobiliser d'une façon précoce, on évitera la plupart des ennuis, fréquemment relevés, lorsqu'on retirait le plâtre, dans les anciens appareils allant de l'épaule à l'avant-bras.

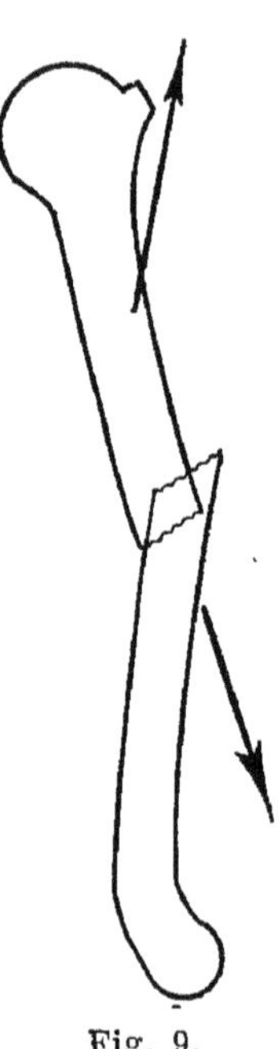

Fig. 9.

Dans ces fractures, le massage ne peut pas être tout à fait considéré comme traitement de choix, malgré que l'on ait soigné déjà un certain nombre de cas analogues avec succès ; le plus prudent est de ne se servir du massage qu'avec l'appareil, si celui-ci laisse une partie découverte suffisante, ou après le lever *précoce* de l'appareil.

Inutile de répéter que l'on doit veiller *alors* avec un soin tout particulier à ce que les fragments n'aient aucune tendance à reproduire leur déplacement pendant les mouvements que l'on provoquera dans l'articulation de l'épaule. La technique du massage sera dans ses grandes lignes celle indiquée pour les fractures de l'extrémité supérieure de l'humérus. Il faut savoir que la sortie du membre de l'appareil plâtré ordinaire est délicate ; pour la réussir sans douleur et sans déplacement, le malade a besoin d'un aide habile. Pendant la séance, le bras doit pendre naturellement contre le corps, l'avant-bras étant supporté par un coussin mou et immobilisé sous un angle de 130° avec le bras.

Fracture de l'extrémité inférieure de l'humérus. — Le trait de fracture peut être simple ou multiple. Simple, et passant au-dessus de la base des condyles, c'est la fracture sus-condylienne. Avec un trait vertical supplémentaire, pénétrant jusqu'à l'articulation, on a la fracture en T. Avec un trait oblique de haut en bas, et de dedans en dehors, on a une fracture de la trochlée. Un trait de fracture, inverse de celui que nous venons de décrire, donne la fracture du condyle. Enfin l'épitrochlée et l'épicondyle (ce dernier plus rarement) peuvent être seuls détachés du reste de l'os.

Dans la fracture sus-condylienne, le fragment inférieur tend à monter derrière le supérieur, il y a là une action, de la part du triceps, importante à retenir pour la pratique du traitement. Parfois, ce fragment est attiré de telle sorte qu'il bascule la surface fracturée en avant.

Fracture en T. — Le propre de cette fracture est d'entraîner des désordres articulaires excessivement graves, suivis le plus souvent de raideur ou d'ankylose ; le danger principal étant là, c'est une fracture qu'il importe de traiter hâtivement par le mouvement.

Fracture de la trochlée. — Cette fracture, moins fréquente que les autres, s'accompagne d'un déplacement des os de l'avant-bras, en général du cubitus. La conséquence qui en résulte est une raideur articulaire qui peut être due ou à l'irrégularité du cal, ou à des désordres analogues à ceux d'une entorse ou d'une luxation du cubitus. Et on pense trop rarement à ces lésions du squelette antibrachial.

Fractures du condyle. — Elles sont assez fréquentes ; le déplacement est peu considérable ; le trait de fracture, qui part du haut de l'épicondylde, aboutit à la gorge de la poulie articulaire ; le fragment détaché peut — c'est le plus rare — se porter en arrière et en dehors.

Les classiques considèrent cette variété comme une de celles où la consolidation se faisait souvent de façon incomplète (cal fibreux ou nul). Ceci n'a qu'une importance théorique, car le plus souvent les mouvements de la jointure, après une période assez longue il est vrai, retrouvent leur intégrité.

Fractures de l'épitrochlée. — Ces fractures sont des fractures de jeunes, et qui se produisent en général par arrachement ligamenteux, que l'épitrochlée soit séparée à sa base ou à son sommet, en général le fragment est attiré en bas et en avant par le faisceau des muscles épitrochléens. Il faut noter avec soin cette tendance au déplacement et sa cause d'origine musculaire. La fracture isolée de l'épitrochlée est rare.

Il est intéressant de rappeler que, dans les classiques, on trouvait il y a quelques années, comme première indication, pour toutes ces fractures « de combattre l'arthrite et ses conséquences tardives, à savoir : raideurs, ankyloses », avec cette conclusion que l'immobilisation remplit toutes les indications (Bouilly, 4 agrégés). On est arrivé maintenant à une conception diamétralement opposée du traitement. Et c'est justement pour ce type d'accidents juxta-articulaires que l'accord est le plus complet sur la nécessité de les soumettre à un traitement kinésithérapique précoce et souvent exclusif.

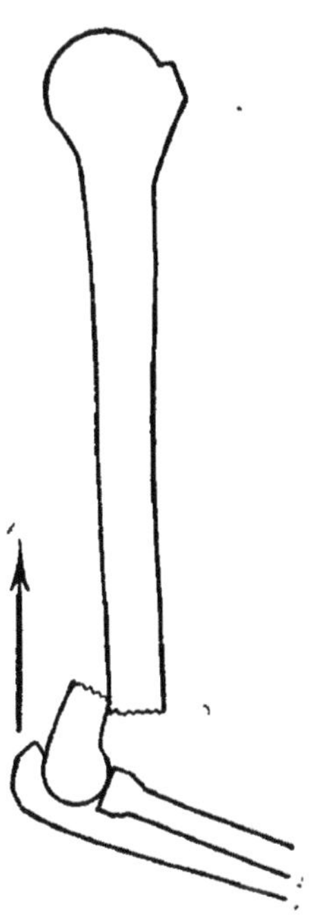

Fig. 10.

La fracture de beaucoup la plus fréquente est la fracture sus-condylienne. On a encore coutume en France — à cause très probablement de l'immobilisation très prolongée qu'on lui faisait subir, et par conséquent des chances plus grandes d'ankylose — d'immobiliser ces fractures à angle droit. Cette crainte d'enraidissement du coude, non fondée si l'on veut bien faire intervenir précocement le massage et la mobilisation, doit être bannie; il y a bénéfice à employer l'immobilisation en flexion aiguë, classique d'ailleurs déjà à l'étranger. Malgré que le choix de cette position soit du ressort du chirurgien, elle intéresse la kinésithérapie en ce que la mobilisation du coude, fléchi à angle aigu, est infiniment plus facile que lorsqu'il a été fléchi à angle droit. En général, dans ces fractures supra-condyliennes, le déplacement normal de l'os tend à créer une convexité antérieure, parfois même à constituer, un véritable éperon, gênant notablement la flexion; avec la situation fléchie qui tend à ramener l'os dans sa position normale, on n'a pas à craindre cette fâcheuse complication.

Dans les cas de fracture de la trochlée et du condyle, c'est encore une immobilisation en flexion un peu moins complète qui donnera les meilleurs résultats.

A propos du traitement kinésithérapique de ces lésions, on a fait une séparation et on a mis presque en opposition massage et mobilisation. La question est infiniment plus simple : massage et mobilisation sont également nécessaires. Le massage devra seulement se plier à quelques précautions spéciales, un peu plus strictement ici qu'ailleurs.

Le brachial antérieur, étant en contact intime avec l'os, a subi, du fait de la fracture, un traumatisme considérable. Assez fréquemment on a pu voir chez lui se former un ostéome gênant, véritable infirmité nécessitant parfois l'intervention sanglante ; or il est logique de penser — et l'expérience le confirme — qu'un massage ni brutal, ni maladroit, aidera au contraire, dans l'intimité de ce muscle, la résorption de l'épanchement sanguin, que nous savons être maintenant la meilleure amorce des productions osseuses.

Le massage s'adressera encore au biceps, au triceps altérés comme ils le sont d'ordinaire après toute fracture.

Il s'occupera des muscles de l'avant-bras, il veillera à faire résorber l'épanchement sanguin qui s'infiltre dans tous les interstices péri-tendineux, péri-musculaires, péri-ligamentaires de l'articulation du coude.

Quant à la mobilisation, elle devra être conduite avec une extrême prudence, surtout si on a pu commencer le traitement assez tôt. Par conséquent, lorsque le cal est encore assez facilement modelable, on se rappellera en particulier que l'extension de l'avant-bras sur le bras a tendance à replacer le fragment inférieur dans la position vicieuse qu'il avait avant réduction. On devra en outre ne jamais faire de mouvements provoqués intenses, mais faire une assez grande quantité de petits mouvements, s'arrêtant comme limite à une résistance que l'on peut vaincre presque sans force.

Dès le début de la consolidation dans l'intervalle des séances, on aura soin de replacer l'appareil, non plus en flexion aussi aiguë que la première période, mais suivant un angle encore inférieur au droit. Dans ce traumatisme d'ailleurs, le résultat final dépend avant tout de l'exactitude de la réduction chirurgicale.

Les griefs que l'on a faits au massage de provoquer des cals trop considérables et irréguliers, de développer des ostéomes dans l'épaisseur des muscles fléchisseurs, en réalité, s'expliquent le plus souvent par une mauvaise position des fragments.

Cette fracture, fréquente chez les jeunes enfants, nécessite bien évidemment chez eux un traitement encore plus minutieux et plus léger que chez l'adulte, à raison de la fougue de production osseuse due à cet âge ; chez eux d'ailleurs, l'atrophie musculaire n'a ni l'acuité ni la persistance qu'elle revêt chez l'adulte.

On pourra se contenter chez eux, à moins que l'épanchement sanguin ne risque par son abondance de causer quelques troubles dans la suite, d'employer à l'exclusion de toute autre manœuvre une mobilisation lente, à mouvements peu étendus (au début), dans le sens de l'extension, assez prononcés au contraire dans le sens de la flexion, en ne faisant par exemple qu'une séance de massage tous les deux jours. D'ailleurs, chez les enfants en particulier, et chez les adultes aussi en partie, le résultat est toujours meilleur longtemps après le traumatisme qu'au début. Tous ceux qui se sont occupés soigneusement de ces fractures tiendront pour vraie cette appréciation de Mouchet, « que la nature fait en général mieux que le meilleur chirurgien et à beaucoup moins de frais ». On ne peut juger des résultats définitifs de ces accidents qu'après plusieurs années.

Tout ce que nous venons de dire s'applique surtout aux fractures sus-condyliennes, mais la formule générale : « masser l'épanchement sanguin plus que la fracture; mobiliser l'articulation plus que la masser et la fléchir plus que l'étendre est vraie pour toute cette famille d'accidents.

Pour les fractures du condyle externe, le traitement est à peu près le même. Il faut savoir que le mouvement d'extension reste parfois incomplet. Il est bon d'en prévenir l'entourage du malade pour ne pas être accusé d'un échec.

Dans le massage de l'épitrochlée, le massage peut faire énormément. Assez souvent il y a une transposition du fragment épitrochléen que le massage et la mobilisation précoces arrivent à corriger[1]. En employant la formule de traitement que nous avons décrite, on peut dire que l'on obtient presque toujours de bons résultats dans ce dernier cas.

Fractures des deux os de l'avant-bras. — Nous ne nous occuperons que des fractures complètes, laissant de côté cette variété jadis décrite sous le nom de « flexion des os ».

Ces os peuvent céder tous deux au même niveau, ou sur des points différents, en général, la fracture du radius se trouvant plus près du coude que celle du cubitus. Le déplacement est en général assez peu marqué, et très incertain dans sa direction. Ce qui est à peu près constant, c'est le rapprochement des deux os fracturés l'un vers l'autre, surtout entre les fragments inférieurs. C'est une des fractures où l'on observe le plus volontiers une absence de consolidation.

Il faut penser dans cette fracture à la consolidation vicieuse

1. Mouchet. *Société de Médecine*, 1911.

des deux os ensemble, fait plus rare qu'on ne le dit, entraînant la perte de rotation des mouvements de l'avant-bras. Cette limitation des mouvements est due plus souvent au retrait de la membrane inter-osseuse (à son infiltration ?). Le même résultat peut être obtenu par un cal volumineux.

Il semble qu'outre cette cause on doive accorder une influence prépondérante à la lésion étudiée par Jeanne (de

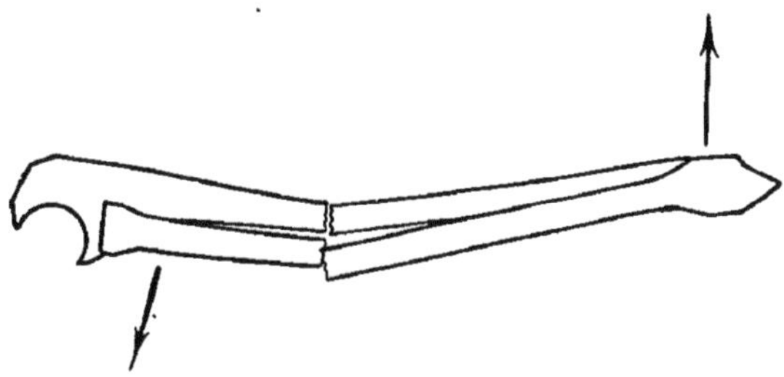

Fig. 11.

Rouen)[1] ; elle consiste en une déviation de l'axe de la face antérieure de l'avant-bras qui, au lieu d'aboutir comme normalement au creux de la main, aboutit après fracture au côté externe du poignet comme si la partie supérieure du membre avait tourné en dedans de 90° sur la partie supérieure.

Si la consolidation s'effectue dans cette position avec la face externe du fragment inférieur du radius correspondant à la face antérieure du supérieur, à la limite d'action des muscles supinateurs la paume de la main ne regardera jamais en avant. Pour prévenir ce trouble, il faut placer le membre en supination forcée dans l'appareil de contention.

Cette constatation a ceci d'intéressant qu'elle justifie dans la pratique de la mobilisation les mouvements plus accentués dans le sens de la supination ; empiriquement, j'avais été déjà amené à faire cette remarque que la pro-

1. Jeanne. Déformation et troubles de la supination à la suite de fractures de l'avant-bras (*Congrès français de chirurgie*. Octobre 1911).

nation s'obtenant pour ainsi dire seule était inutile à rechercher tandis qu'il fallait précocement faire porter tout son effort sur la supination. C'est d'ailleurs en plaçant le membre le plus possible dans cette situation qu'on pourra le mieux faire un fructueux massage en suivant les gaines tendineuses au moyen d'un effleurage léger d'abord, puis vite, aussi accentué que la douleur le permettra, exécuté avec la pulpe de deux doigts, de façon à pénétrer dans les intervalles des muscles et à exercer par l'intermédiaire de leurs corps charnus dès pressions rythmées sur les extrémités fracturées.

Fractures de la tête du radius. — On rencontre parfois une fêlure longitudinale, qui détache de la tête une portion de la cupule articulaire. Une mobilisation précoce et prudente mettra à l'abri des conséquences observées jadis, et qui étaient assez graves pour justifier dans certains cas la résection de l'os fracturé. Néanmoins il faut savoir que suivant les dimensions de la partie détachée et suivant son orientation le pronostic devra être réservé en ce qui concerne soit la flexion, soit l'extension.

Le massage proprement dit a peu d'action au début sur cette lésion profondément située et qui ne s'accompagne en général que de troubles musculaires minimes. Le gros de la besogne revient à la mobilisation composée de mouvements lents dirigés dans le sens où l'on a le moins à craindre le déplacement. Le résultat est assez bon tardivement, j'entends à partir du moment où le cal provisoire commence à se restreindre et où l'articulation ne manifeste plus de sensibilité. Avant d'en arriver là, le rôle du masseur reprend son importance pour combattre l'atrophie musculaire assez marquée malgré la petitesse de la lésion.

Fractures du col du radius. — Ce traumatisme, s'il s'accompagne d'un déplacement marqué[1], doit être, je pense, traité par l'intervention sanglante. Si le déplacement est minime, malgré l'opinion de l'école de Lyon (Destot, Vincent) que : « le massage et la mobilisation ont fait plus d'infirmes que l'immobilisation », le traitement à employer est celui de toutes les fractures para-articulaires difficiles à maintenir : massage des muscles adjacents et mobilisation prudente.

Fractures du tiers moyen. — La fracture du tiers moyen peut être assimilée à ce que nous avons dit de la fracture de l'extrémité inférieure, avec les quelques modifications qu'apporte le déplacement des fragments qui se fait ainsi : fragment supérieur en avant, fragment inférieur en dedans, par l'action combinée du long supinateur et du carré pronateur.

Fractures du cubitus. — Elles sont rares. En général, le fragment inférieur a une tendance à se déplacer vers l'espace inter-osseux sous l'influence du muscle carré pronateur.

Pour toutes ces fractures que nous venons de voir, concernant les deux os de l'avant-bras, au moins dans leur partie moyenne, il faut faire remarquer le rôle important que peut jouer la membrane inter-osseuse, rôle que nous retrouverons à propos des fractures du membre inférieur qui, pour cette dernière région, a été démontré expérimentalement, par notre ami le Dr Saissi.

Fractures de l'olécrane. — Les fractures de l'olécrane, que l'on considérait jadis comme rares, se révèlent plus fréquentes au fur et à mesure qu'on les connaît mieux.

L'olécrane peut être fracturé tout à son sommet, à sa base,

1. Allard. *Etude sur les fractures du col du radius* (Th. de Paris, 1911).

ou entre les deux. Le déplacement est dirigé par la contracture du triceps, mais il est limité par l'appareil fibreux qui entoure l'olécrane. Quand il est respecté, le déplacement peut être nul, en particulier dans l'arrachement du sommet. Comme le triceps prend des insertions, non seulement à son sommet, mais sur le côté de l'olécrane, c'est lui qui fait obstacle, par ses insertions inférieures et latérales, au déplacement; où l'écartement des fragments est le plus considérable, c'est dans la fracture de la base qui paraît d'ailleurs être aussi la plus rare.

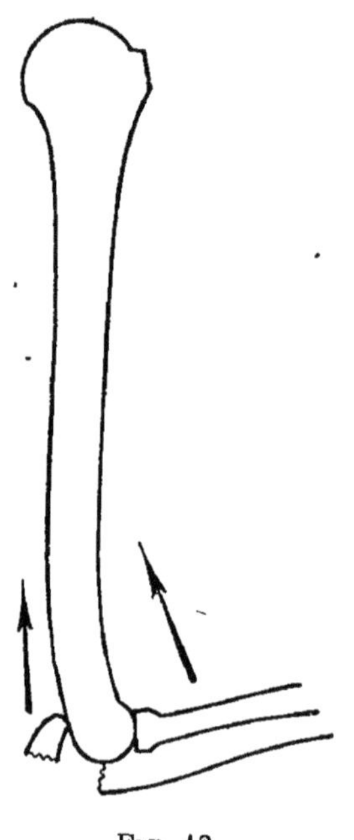

Fig. 12.

Il faut faire remarquer encore que la flexion, surtout forcée, de l'avant-bras, tend à éloigner les deux fragments l'un de l'autre : d'où la pratique d'immobiliser le membre dans l'extension absolue pour obtenir un rapprochement.

Lucas-Championnière et Dagron ont montré, précisément, à propos de cette fracture, combien le massage, par son action directe sur la contracture du triceps, pouvait changer les conditions de déplacement des fragments.

Cette fracture, qui devrait être traitée, nous semble-t-il, par la kinésithérapie, du plus tôt qu'il est possible, a été longtemps soumise à une immobilisation exagérée, en se basant sur des observations, comme celles de B. Cooper, qui a vu, sous l'influence de mouvements exécutés de bonne heure par un blessé, le cal fibreux se résorber, disparaître, le fragment olécranien remonter et le coude reperdre son mouvement d'extension, ce qui démontre simplement l'action nocive d'une mobilisation désordonnée.

La position de demi-flexion, adoptée en général par crainte de l'ankylose rectiligne, devrait céder le pas à la méthode étrangère de l'extension complète dont je viens de voir encore récemment un résultat parfait sur un sujet américain. C'est l'un de ces cas où l'on peut se servir avec avantage de bandelettes agglutinantes pour obtenir la coaptation des fragments, ne laissant au plâtre que le rôle de protecteur extérieur de la région.

La partie intéressante du traitement est celle concernant les extenseurs du bras qui étant le plus souvent contracturés tendent à élever le fragment olécranien. Le massage devra donc porter sur les muscles de la région postérieure sous formes d'effleurage lent et doux, de pressions lentes et rythmées. On continuera, sans modifier ces manœuvres, sans chercher à augmenter leur intensité, jusqu'à ce qu'on ait pu constater que le fragment supérieur fracturé n'a plus de tendance à remonter, constatation facile à faire, soit par la radiographie, soit simplement par l'examen direct.

La mobilisation, qui commencera précocement, dès le troisième ou quatrième jour, se composera de mouvements excessivement petits et menus, ne dépassant pas une trentaine de degrés. On aura soin, en les faisant, de maintenir le corps au repos, de façon à éviter toute espèce de raidissement brusque des muscles postérieurs du bras.

On préparera cette mobilisation du coude par une mobilisation de l'épaule, une mobilisation du poignet et des doigts que l'on commencera dès le premier jour après l'accident.

Au bout de dix à douze jours, la consolidation sera suffisante pour que l'on n'ait plus à craindre de voir, au moins spontanément, remonter le fragment ; à ce moment, on étendra le massage aux muscles épitrochléens et épicondyliens et aux fléchisseurs du bras ; on fera la mobilisation plus étendue, sans toutefois s'attacher beaucoup à traiter directement le trait de fracture [1].

Les manœuvres d'effleurage et de friction, qui devront dès le début s'attarder spécialement aux différentes parties de l'articulation, aux gaines des tendons qui pourraient être englobées dans l'infiltration sanguine pourtant peu considérable auront soin d'esquiver l'endroit propre de la fracture.

Les résultats sont, en général, excellents même avec notre méthode française d'immobilisation. En vingt-cinq à trente jours la flexion est obtenue complète, l'extension, dans les premiers temps, est légèrement limitée, mais jamais d'une façon suffisante pour justifier, ni une intervention, ni une dépréciation considérable de l'activité du membre supérieur ; malgré que le cal ne soit en général qu'un cal fibreux, (et c'est là le plus gros argument que la suture ait à son actif).

Il faut d'ailleurs reconnaître que l'intervention sanglante donne de très beaux résultats. Mais ici comme pour tous les cas où la chirurgie opérante et la kinésithérapie se trouvent en compétition, il faut envisager les choses du point de vue du praticien, ce qui oblige à conclure que dans les fractures simples et récentes de l'olécrane le massage est le traitement le moins dangereux, le moins long, le plus à la portée de tous les médecins pour prévenir et combattre tous les désordres liés à l'épanchement sanguin dans l'articulation, dans le tissu cellulaire et dans les muscles.

Les interventions sanglantes devant être réservées aux cas qui s'accompagnent d'écartement assez marqué d'interposition des parties molles, de déchirures des liens huméro-olécraniens, enfin aux fractures ouvertes.

1. Vulpesco. *Traitement des fractures de l'olécrane* (Th. de Paris, 1903).

Nous retrouverons d'ailleurs cette discussion à propos des fractures de la rotule.

Elle a donné lieu à un débat assez intéressant à la Société de Chirurgie en 1908 à propos d'une observation de Lenormand rapportée par Lucas-Championnière. Routier et Picque étaient de l'avis de traiter par le massage ; Tuffier n'admettait cette façon de faire que dans le cas de faible déplacement; Morestin avait une pareille opinion ; Broca trouve que l'indication opératoire doit être exceptionnelle ; Pierre Delbet fait en général une suture ; Demoulin de même ; enfin P. Segond fit cette judicieuse remarque que le traitement par le massage devait être appliqué par des mains expertes.

De cette discussion nous devons tirer une conclusion, nous, kinésithérapeutes : c'est que le traitement par le massage a conquis droit de cité dans les milieux les plus interventionnistes [1].

Fractures des métacarpiens. — Fracturés en général par une cause directe, on observe assez souvent des fissures ou fêlures, qui se révèlent par un cal exubérant. Le déplacement en général se fait de la façon suivante : le fragment digital s'incline en avant, vers la face palmaire, faisant, à sa partie postérieure, une saillie angulaire vers la face dorsale de la main. Il en résulte une dépression de la tête de l'os, qui ne se trouve plus en arrière sur le même plan que la tête des voisins. Ce déplacement, après réduction, peut être corrigé par des attelles simples, renforcées d'un tampon d'ouate à la partie voulue.

Le traitement doit être envisagé, moins au point de vue de l'os fracturé qu'au point de vue de la raideur des doigts et du poignet, qui suit assez souvent ces accidents, que l'on qua-

1. *Bulletins et mémoires de la Société de chirurgie*, 1908, p. 784.

lifie trop vite de menus accidents. Les manœuvres seront discrètes au niveau du trait de fracture dès qu'elles auront amené la cessation des douleurs.

Les inter-osseux, les lombricaux s'atrophient assez vite. Il n'est pas rare de voir aussi l'éminence hypothénar s'affaisser : toutes atrophies qu'il faut combattre pour réobtenir un fonctionnement parfait de la main et des doigts au moyen de pressions d'effleurage rapide et varié des masses musculaires apauvries.

Les difformités assez fréquentes et assez visibles ne gênent pas, en général, le jeu des tendons.

On aura soin de veiller à la mobilité transversale du massif du carpe. On réobtiendra une musculature égale des doigts en soumettant le malade à des exercices de mobilisation active de chaque doigt, du type que les pianistes baptisent « exercices d'indépendance des doigts ».

Fractures des phalanges. — Le plus souvent, sous l'influence des tendons fléchisseurs, les fragments produisent un angle saillant à la face dorsale, en même temps que le fragment intérieur peut subir un mouvement de rotation sur son axe, de sorte que la pulpe du doigt est dirigée dans un sens anormal.

C'est de ce dernier déplacement qu'il faut se méfier le plus. Pour lui, il est parfois nécessaire d'immobiliser dans une petite attelle, ou dans une petite gouttière en gutta-percha, le doigt légèrement fléchi. Le traitement, ici, aura à lutter par l'effleurage exécuté avec la pulpe du pouce contre la douleur, puis au bout de quelques jours la mobilisation deviendra la seule intervention nécessaire.

Fractures du membre inférieur. Fractures du bassin. — Les fractures du bassin sont rares, elles nécessitent des violences considérables; enfin, le plus souvent, par leurs complications, elles échappent à nos traitements.

On peut intervenir — et plutôt théoriquement que pratiquement — dans les fractures du pubis, plus pour les phénomènes concomitants que pour la fracture elle-même. Le cas est le même pour les fractures de l'ischion.

Les fractures de l'ilion (celle de l'épine iliaque antéro-supérieure est peu grave) se traitent par le repos simple, le massage n'intervenant que pour calmer la douleur ou la contracture des muscles voisins.

Les fractures de la cavité cotyloïde compliquent parfois les fractures du col du fémur; je parle surtout des fractures du rebord cotyloïdien.

On peut voir enfin, dans quelques cas, un arrachement de l'os des îles, siégeant au-dessus du rebord cotyloïdien et provoqué par un mouvement de tension violent de la partie antéro-supérieure (?) de la capsule articulaire.

Les fractures du sacrum sont rares, et guérissent d'ordinaire avec simplicité.

Dans tous les cas de fracture de la cavité cotyloïde, de l'arrachement du rebord cotyloïdien en particulier; dans celle du coccyx, le massage n'a à s'occuper ni d'os, ni de muscles : nous retombons dans le cas du massage, uniquement dirigé contre la douleur, cas banal et délicat nécessitant l'emploi prolongé régulier et patient des pressions de l'effleurage et des vibrations.

Il faut mobiliser la hanche avec précaution, mais assez précocement.

Les fractures du bassin n'ont que peu d'intérêt pour le kinésithérapeute, à raison de leur situation profonde, de la gravité des complications qu'elles peuvent présenter. Nous n'avons à intervenir que sur les muscles secondairement contracturés par l'accident. Se méfier en général des pelvi-trochantériens, qui sont les auteurs responsables de nombre de raideurs de la hanche, baptisées ankyloses.

Fractures du fémur. — Les fractures du fémur sont fréquentes. Nous examinerons celles de la partie supérieure, les fractures de la diaphyse et les fractures de la partie inférieure.

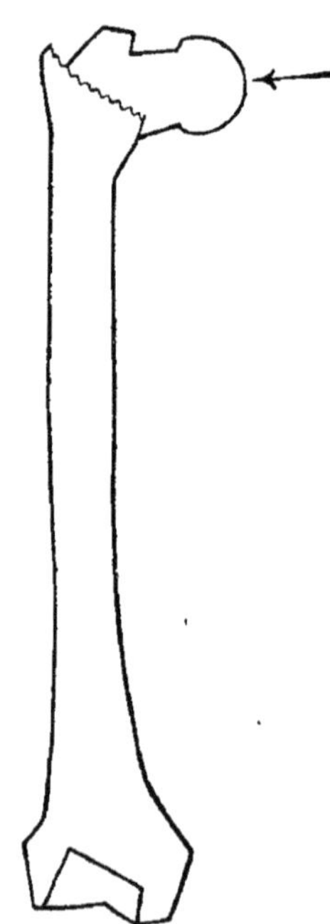

Fig. 13.

Fracture de la partie supérieure : fractures du col du fémur. — Nous n'avons pas à examiner ici la symptomatologie, qui rend parfois le diagnostic difficile ; nous avons à noter seulement le raccourcissement dû à la contraction des moyen et petit fessiers, allongés par le fait du déplacement, en dehors et en arrière de la portion antérieure du grand trochanter sur laquelle ils s'insèrent, et contracturés à la suite de cet allongement.

On sait la sévérité du pronostic concernant les fractures intra-capsulaires du col. Il semble pourtant qu'il doive être amélioré, et on a pu obtenir dans nombre de cas une consolidation suffisante pour permettre au blessé de marcher avec l'aide de cannes.

Dans les fractures extra-capsulaires, les fragments sont consolidés dans une attitude souvent vicieuse par un cal osseux, parfois volumineux. L'articulation de la hanche s'enraidit et perd la plupart de ses mouvements, de sorte que le membre doit être transporté en totalité.

Le traitement le meilleur est celui qui sauvegarde le plus

la mobilité de la hanche et celle du genou, tout en permettant une consolidation facile.

Il faut croire que ces conditions sont difficiles à remplir car les statistiques concernant les suites des fractures sont singulièrement sombres : d'après la revue qu'en a faite M. Lance[1], sur 500 malades traités au Bellevue Hospital de New-York, sur beaucoup d'eux revus plusieurs années après l'accident, on a constaté qu'il n'y avait pas eu d'union, d'où impotence considérable. Dans les cas avec engrènement positif, il persistait de la boiterie, de la douleur, la cuisse était raccourcie en adduction et rotation externe, etc. Scudder, sur 16 fractures du col du fémur, trouve 13 malades obligés de se servir d'une béquille, d'une canne ou ayant de la difficulté à s'asseoir sur une chaise. Sur 52 malades du Bellevue Hospital vus par J.-B. Walker, 30 ont une incapacité complète, Ashurst et Newell ont 38 p. 100 des sujets qui présentent une gêne considérable de la marche.

Le traitement classique en France par l'extension dans l'axe du membre semble insuffisant pour améliorer ces résultats, il y aurait probablement avantage à le remplacer par le traitement de Whitman : désengrènement, puis immobilisation dans l'abduction ; tout au moins à le compléter par la traction en abduction ou par l'application de procédés analogues à l'appareil de Maxwell-Ruth.

On peut, dans nombre de cas, se contenter de l'appareil à extension imaginé par Tillaux. Ce dernier appareil présente l'avantage de permettre facilement la mobilisation des différents articles et le massage des muscles musculaires. L'appareil de Hennequin quoique ne permettant pas le massage

1. M. Lance. Le traitement des fractures du col du fémur par l'abduction et la rotation interne. (*Gazette des Hôpitaux*, 1er août 1911.)

laisse en général après sa levée l'articulation du genou en assez bon état.

Quel que soit l'appareil que l'on ait employé, le massage et la mobilisation précoces revêtent ici une importance de tout premier ordre, car l'on sait les difficultés avec lesquelles le cal se fait solide, surtout chez les sujets âgés et dans les fractures intra-capsulaires, en outre il y a une atrophie excessivement profonde des muscles de la cuisse, qui prolonge encore par sa durée propre les suites normales de ce grave accident, et la plupart du temps une ankylose fibreuse du genou longue et difficile à vaincre.

Il y aura avantage à commencer le massage des muscles de la face antérieure de la cuisse, des fessiers et des muscles trochantériens, immédiatement après l'accident. On obtiendra, en plus de l'action sur l'os, la disparition de certains phénomènes douloureux : spasmes, crampes, qui gênent notablement le blessé dans les premiers jours qui suivent l'accident.

Le traitement consistera en effleurage partant du bas de la jambe (si du moins l'appareil employé le permet), pour remonter jusqu'au pli de l'aine ; de pressions peu accentuées sur la même région ; de frictions de l'articulation du genou, qui a tendance, malgré son éloignement de la fracture, à s'ankyloser assez rapidement. Ce traitement s'augmentera petit à petit, sur les muscles, de pétrissages et de percussions. Très vite, c'est-à-dire dès que la consolidation le permettra, on s'occupera de rendre au genou sa mobilité le plus souvent diminuée ; les mouvements de flexion ne doivent pas être accentués mais lents et répétés, ils ne doivent pas réagir sur le cal, ce que l'on obtiendra en se servant du dispositif décrit et figuré (p. 98) pour la fracture isolée des condyles, puis on aidera le malade à esquisser des mouvements d'élévation du membre inférieur.

Il ne faut pas s'attendre à voir, même après un délai normal, le malade soulever le talon du plan du lit spontanément, comme trop souvent on le recherche.

Il faut commencer par soulager une partie du poids de ce membre; ensuite, habituer le malade à maintenir la jambe dans une position qu'on lui fait obtenir manuellement; et enfin, chercher à provoquer chez lui des contractions assez énergiques pour élever la jambe tendue au-dessus de l'horizontale. Chez quelques malades, ce dernier mouvement est excessivement long à obtenir, et on a la marche presque normale que le malade est encore dans l'impossibilité de l'exécuter. Cette technique servira aussi quand on a affaire à un malade après immobilisation.

La consolidation est toujours très lente. C'est un des cas dans lesquels il y a avantage à exciter assez fortement les extrémités osseuses. On trouvera au chapitre « Cal » le résumé de 2 observations dans lesquelles, après un délai considérable, j'ai pu obtenir la consolidation, grâce à des manœuvres de percussion pratiquées dans l'axe du membre, sur le talon ou sur le sommet du grand trochanter.

La rééducation de la marche devra être faite avec beaucoup de soin chez ces malades. Hâtivement on les aura fait marcher sur des béquilles, de façon à ce que le poids du corps ne porte pas sur un cal mou et déformable. Ne pas oublier, à ce propos, que lorsque la marche normale est prise trop hâtivement, on peut voir le raccourcissement initial augmenter et atteindre le double de sa mesure primitive.

Pendant qu'il marche sur des béquilles, on fera exécuter au malade des mouvements actifs de flexion du genou ; on lui apprendra à poser correctement le pied sur le sol; puis, lorsque le poids du corps, dans la station debout, porté alternativement sur une jambe et sur l'autre, ne déterminera plus de douleur, ni même de sensibilité trop marquée au niveau du trait de fracture, on pourra commencer à le faire marcher avec deux cannes ; les premiers pas ainsi exécutés auront lieu en général autour du quatre-vingt-dixième jour. Lorsqu'on se sera assuré que l'appui sur les deux cannes n'est plus que léger, et que par conséquent la jambe fracturée peut soutenir à peu près la part qui lui revient dans la sustentation du corps, on essaiera de supprimer les deux cannes et de réhabituer le malade à marcher seul après avoir corrigé la plus grande partie du raccourcissement par une semelle, ou un talon surélevé.

Mais il faut bien savoir que dans nombre de cas, même avec un raccourcissement assez médiocre, l'état de la hanche, au point de vue réfection des groupes musculaires, reste assez défectueux pour que le malade soit obligé de marcher constamment avec une canne.

Nous avons supposé que le genou, grâce aux soins qu'on lui a donnés pendant le cours du traitement au lit, avait recouvré sa souplesse naturelle. Il n'en est pas toujours ainsi : la plupart du temps, l'immobilisation a été un peu longue chez les sujets âgés, le malade se lève et marche avec un genou complètement raidi ; il faut alors combattre cette ankylose fibreuse du genou comme une maladie propre, presque indépendamment de celle de la hanche.

Ce sont des cas pour lesquels, à propos de mobilisation, il faut faire remarquer que, essayer de plier le genou du malade dans la position assise risque très souvent de réagir durement sur le cal fibreux ; il vaut mieux procéder comme je l'ai indiqué : mettre le malade à plat ventre, fixer la cuisse sur le plan du lit et mobiliser le genou en relevant la jambe saisie par la cheville.

Fractures de la diaphyse du fémur. — Ces fractures fréquentes peuvent avoir un faible déplacement. En général, la fracture présente un trait oblique en bas et en avant. Le fragment supérieur se porte en avant et en dehors ; de plus, sous l'influence de l'action des abducteurs, les fragments ont tendance à s'incliner en dehors ; et au déplacement suivant l'épaisseur s'ajoute une déviation angulaire, le sommet de l'angle regardant en dehors, ou parfois en dedans et en avant ; en outre, le fragment inférieur est tourné en dehors ; le raccourcissement peut être considérable, malgré que Hennequin ne l'ait jamais vu dépasser 9 centimètres ; il est d'autant plus prononcé que la fracture siège plus haut.

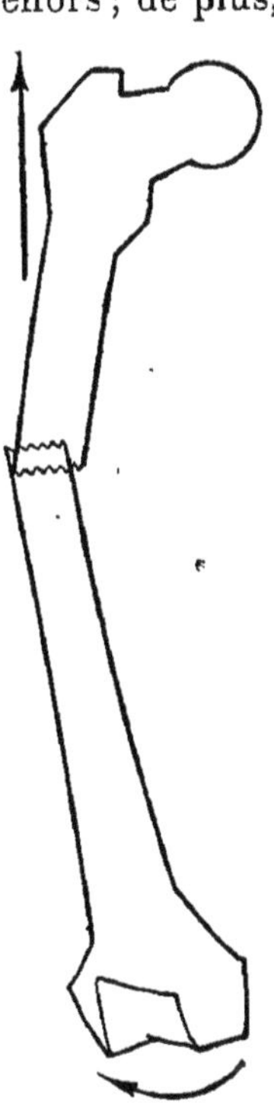
Fig. 14.

Le massage peut être utile pour hâter la consolidation, si l'appareillage choisi laisse une portion du membre suffisamment accessible. Dans les appareils à extension, genre Tillaux, où des bandelettes d'emplâtre adhésif assurent l'extension, on peut parfaitement pratiquer des manœuvres d'effleurage sur ces bandelettes ; avec l'appareil de Hennequin on peut ouvrir la gouttière tous les deux ou trois jours pour la même intervention.

Lorsqu'il s'agit d'un appareil plâtré qui, ici, se trouve assez fréquemment indiqué à raison du déplacement angulaire considérable, ce n'est qu'après sa levée que l'on pourra agir.

On a traité de semblables fractures sans contention. Que cette thérapeutique puisse réussir dans des mains exercées et particulièrement habiles, le fait est certain; il nous semble que ce ne saurait être en tout cas qu'un traitement presque d'exception.

Là encore, la formule du traitement sera, comme dans les cas que nous avons vus précédemment : s'occuper des muscles, éviter leur contracture, et, secondairement seulement, s'occuper de la réparation osseuse.

Le genou doit retenir l'attention du kinésithérapeute.

En général, cette fracture s'accompagne d'une hydarthrose assez considérable du genou. Une remarque curieuse à faire est que l'hydarthrose peut manquer, dans quelques cas, pendant toute la durée du traitement, pour apparaître à la levée de l'appareil. Cette dernière forme peut être imputée à une reprise des mouvements peut-être un peu trop rapide dans une articulation longtemps immobilisée.

Parfois, la raideur du genou est plus considérable et confine à l'ankylose; il semble à certains auteurs que la demi-flexion de la jambe sur la cuisse prédispose quelque peu à la production de cette raideur articulaire.

Il faut aussi noter, au point de vue kinésithérapique, qu'on a noter, et surtout chez les sujets jeunes, une mobilité latérale du genou assez prononcée, pouvant amener par la suite, surtout si l'articulation n'a pas retrouvé absolument son axe primitif, une fâcheuse tendance à l'entorse du genou.

Le traitement de cette variété s'inspirera du traitement kinésithérapique de l'entorse du genou, et cherchera, par des manœuvres de friction sur la synoviale et sur les ligaments latéraux de l'articulation, à modifier ces tissus, à leur permettre de se réadapter à la situation mécanique nouvelle, et surtout à refaire hâtivement une musculature suffisante pour maintenir l'articulation dans les limites de son fonctionnement normal.

Fractures de l'extrémité inférieure du fémur : fractures sus-condyliennes. — Ici, le fragment supérieur se porte en bas et en avant, en se rapprochant plus ou moins du côté interne du genou ; le fragment inférieur reste en général parallèle au supérieur. La pointe du fragment supérieur peut arriver jusqu'au cul-de-sac supérieur de la synoviale. Au trait de fracture horizontal peut s'ajouter, comme dans la fracture homologue du membre supérieur, un trait de fracture verticale qui divise les deux condyles. Cette fracture se complique de troubles articulaires graves. La raideur et l'ankylose en sont la conséquence presque obligée. La consolidation est excessivement lente ; elle dépasse souvent six mois ; elle s'accompagne de raccourcissement et en général d'un cal volumineux.

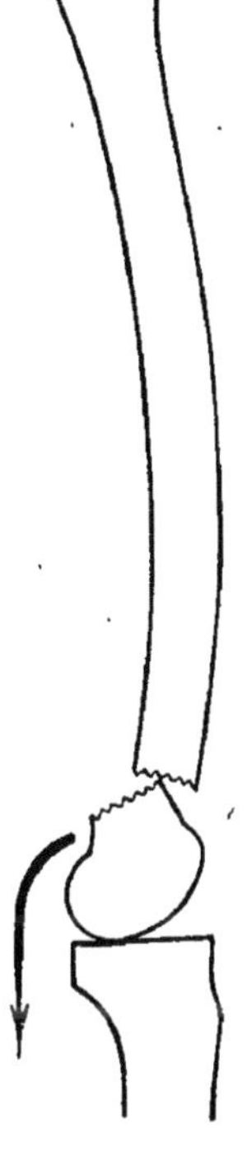

Fig. 15.

Fracture isolée des condyles du fémur. — En général, le trait de fracture est parallèle à l'axe du fémur, le condyle tend à se déplacer en dehors de l'axe, vers le haut, soit en avant, soit en arrière.

Ici, si on se sert de l'immobilisation, on utilisera la demi-gouttière plâtrée postérieure, qui laisse la partie antérieure de l'articulation à nu : ce qui permet, pendant la période d'immobilisation stricte, de commencer le traitement manuel des troubles articulaires.

Le traitement de ces fractures est avant tout le traitement de l'articulation. La consolidation, qui se fait normalement, quoique lentement, doit nous retenir beaucoup moins que la mobilité du genou, qui est très fréquemment, compromise dans ces traumatismes. Non seulement le dégât est proche de l'articulation, mais il se prolonge, sous forme de fissure, parfois à l'intérieur même.

La mobilisation devra occuper la place prépondérante. Il sera bon, pour la pratiquer à son aise, d'installer le malade

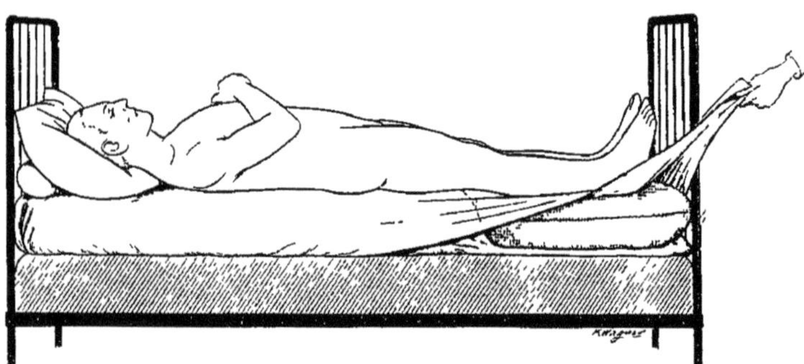

Fig. 16. — Lit préparé pour permettre la mobilisation précoce du genou.

sur un lit dont l'extrémité inférieure sera préparée, comme pour l'appareil de Hennequin. A l'état ordinaire, le vide ainsi produit dans le matelas sera comblé par un coussin que l'on peut ôter au moment de la mobilisation du genou, ce qui permettra, avec infiniment de prudence, — et la partie supérieure du genou étant soigneusement maintenue, — d'exécuter quelques très petits mouvements de flexion et d'extension, que l'on ne pourrait pas réaliser sur un lit parfaitement plan sans soulever le membre au-dessus du plan horizontal, ce qui compromettrait la coaptation des fragments osseux.

Fractures de la rotule. — Il ne faut pas oublier que, dans cette fracture, l'état de l'articulation prend une importance on ne peut plus considérable.

Il peut s'agir d'une fracture incomplète par cause directe :

il s'agit alors simplement d'un éclat enlevé à l'os. D'autres fois, complète et multiple d'emblée : le trait de fracture divise la rotule en plusieurs fragments.

Lorsqu'elle a été produite par action musculaire, le trait de fracture est unique et transversal. Très souvent, dans ce dernier cas, les fibres du triceps continuent à agir sur la partie supérieure de l'os, augmentant le déplacement.

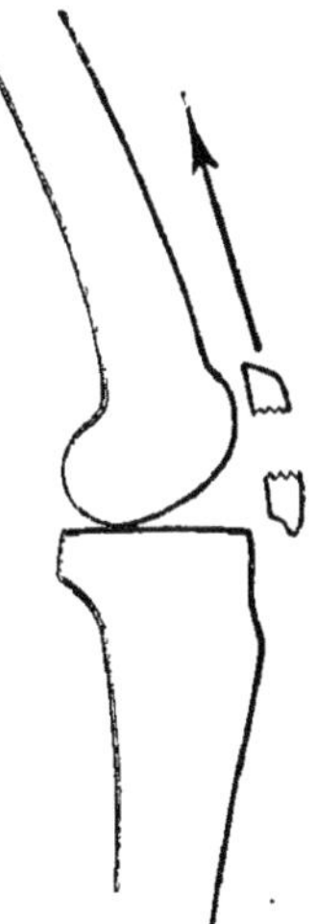

Fig. 17.

On peut observer toutes les dimensions de fragments ; mais en général, le fragment inférieur est toujours beaucoup plus petit que le supérieur, et parfois il est si petit qu'il s'agit pour ainsi dire plutôt d'un arrachement du ligament rotulien.

Lorsque les ailerons ligamenteux de la rotule sont déchirés — comme c'est le cas dans les fractures par effort musculaire, la rotule est libre sur les côtés et le déplacement des fragments est beaucoup plus accentué. Dans presque tous les cas, le fragment supérieur est attiré en haut, à une distance qui peut varier de 1 ou 2 centimètres, quand les ailerons rotuliens sont conservés, à 4, 5, 8, 9 centimètres, quand ils sont rompus; l'écartement des fragments est encore augmenté par l'épanchement sanguin qui se fait presque instantanément dans l'articulation.

Dans quelques cas, le fragment inférieur a tendance à se présenter légèrement basculé, la face fracturée vers le haut..

On sait que le cal osseux, lorsqu'il y a un écartement un peu considérable, en particulier dans les fractures par contracture musculaire, est tout à fait exceptionnel, et que la règle est la formation d'un cal fibreux. Ce cal fibreux, lorsqu'il est inférieur à 2 centimètres, est aussi bon qu'un cal osseux ; lorsqu'il est plus étendu, il y a une gêne considérable pour allonger complètement le membre. En outre, l'atrophie du triceps est excessivement marquée et très persistante ; et l'immobilisation qui s'impose parfois, ou que l'on impose à tort aux malades, amène par surcroît une ankylose fibreuse assez serrée.

On sait que la fracture de la rotule fut un des premiers triomphes de la thérapeutique manuelle. A l'heure actuelle, il semble bien que le traitement de choix soit le traitement chirurgical.

Dans ce cas, si l'on veut obtenir le maximum de résultat, on devra (je parle du chirurgien) s'inquiéter de faire une suture, quelle qu'en soit la technique, avec des matériaux solides ; et de faire commencer la mobilisation excessivement rapidement, c'est-à-dire vers le cinquième jour qui suivra l'intervention. En commençant à cette date, sans douleur pour le malade et sans risque, en s'en tenant à la technique que nous avons indiquée, c'est-à-dire quelques mouvements légers de flexion pratiqués sur un lit préparé comme il a été dit ci-dessus, on entretiendra une mobilité articulaire, qui s'accroîtra petit à petit et laissera, au bout de la troisième ou quatrième semaine, un genou parfaitement libre et sain, avec une rotule intacte. Au contraire, si le chirurgien, hanté par la crainte d'une aggravation de l'état de son opéré, aggravation qui ne pourrait être que le fait de manœuvres maladroites ou brutales, ne livre au traitement manuel le patient que vers le quinzième jour — comme cela se voit assez fréquemment — il est à peu près certain qu'on se trouve en présence d'une ankylose fibreuse, laquelle nécessitera, dès cette période, une mobilisation assez accentuée, que l'on n'ose et que l'on ne *doit* pas faire étant donné l'état de la rotule et la notion de l'opération.

Cette ankylose persiste pendant très longtemps, et il n'est pas rare de voir, à la cinquième ou sixième semaine, un opéré ne pouvoir encore fléchir que très faiblement le genou. Il est juste de dire que, lorqu'on n'a pas affaire à un malade spécialement apte à fabriquer du tissu fibreux, ni trop âgé ; à la longue, par des mouvements gymnastiques appropriés, dont on peut confier l'exécution au malade seul, on arrive à récupérer la presque totalité des mouvements du genou ; mais, dans nombre de cas, les raideurs — je ne dis pas les ankyloses — doivent être considérées comme définitives ; et l'état du malade, très limité dans la flexion de son genou, n'est pas sensiblement supérieur à celui qu'on aurait obtenu sans aucune espèce de suture.

L'importance de la mobilisation précoce semble avoir été mieux comprise à l'étranger qu'en France; en 1904, à la Société des Médecins de Vienne, Budinger et von Eiselsberg préconisaient la mobilisation dès le septième jour.

En outre, certains chirurgiens étrangers, frappés de la difficulté qu'on éprouve à retrouver la flexion complète, ont essayé de placer tout de suite le membre en flexion : Kausch, dès 1907, plaçait avant la suture de la peau le membre à 100 ou 110°, l'y maintenait et au bout de deux ou trois jours mobilisait, en augmentant encore cette flexion ; lever au quatorzième jour. Plus récemment, en 1910, Baum, de Kiel, utilisait une méthode analogue ; dès l'opération, on fixe le membre à 45°, après cinq jours d'immobilisation, on fléchit à 20° au delà de l'angle droit après l'avoir étendu jusqu'à l'horizontale, on continue jusqu'au quatorzième jour cette mobilisation ; là commencent les mouvements actifs. Avec cette façon de faire, la durée du traitement serait en moyenne de quarante-sept jours.

Le traitement sanglant, d'ailleurs, sera toujours l'apanage du médecin entraîné; pour assurer la réussite de l'intervention sanglante, il nécessite un matériel et des conditions parfois impossibles à réaliser. Dans nombre de cas, par conséquent, on sera obligé de s'en tenir au traitement non sanglant, qui se résume, à l'heure actuelle, presque exclusivement dans le massage.

Deux choses sont à considérer au point de vue régénération de l'os : l'écartement des fragments et la pauvreté des tissus osseux de nouvelle formation.

Pour parer à la première des conditions, on pourra s'aider d'appareils faits de bandelettes d'emplâtre adhésif, qui arriveront à rapprocher — sinon d'une façon absolue, tout au moins d'une façon pratiquement efficace — les deux fragments de la rotule.

Ce traitement, ou des traitements analogues, ont été employés jadis avec succès par les chirurgiens de l'époque pré-antiseptique.

Quant à la pauvreté du tissu osseux, le meilleur moyen d'y remédier est d'activer sa formation en employant le massage systématique du trait de fracture, et d'opérer là, comme par exemple pour la fracture du col du fémur, avec prudence, mais en cherchant à activer la régénération ostéogénique.

Une grosse complication de la fracture, gênante pour la coaptation des fragments, gênante pour le traitement manuel, consécutif, est l'épanchement dans l'articulation du genou. On pourra — et il y aura quelque avantage à procéder ainsi pendant les premiers jours — fabriquer un appareil qui maintienne les fragments pas trop éloignés l'un de l'autre, mais qui exerce une compression assez forte sur le contenu de la synoviale, de façon à en aider la résorption (une gouttière lacée, par exemple). Pendant ce temps, le traitement sera déjà commencé sur le triceps crural, qui joue ici un rôle très analogue au triceps brachial, dans la fracture de l'olécrane. Avec des manœuvres d'effleurage, de pressions, lentes, prolongées et rythmées, on obtiendra la disparition de la contracture de ce muscle, des spasmes qui souvent l'agitent et qui, tous deux, tendent à augmenter l'écartement des fragments.

Les manœuvres porteront, sous forme d'effleurage et de frictions légères, dans la mesure où la sensibilité du patient le tolérera, sur la rotule elle-même. Elles porteront aussi sur les culs-de-sac synoviaux, où des frictions, des pressions, des vibrations surtout hâteront la résorption du liquide.

La mobilisation devra être excessivement prudente. Là non plus il ne s'agit pas d'obtenir des mouvements de grande amplitude, mais de provoquer un nombre assez considérable de petits mouvements, de façon à laisser en bon état les surfaces articulaires. Ce n'est que lorsqu'on aura obtenu un cal assez net, pour que l'on ne sente plus la solution de continuité entre les deux fragments, que l'on essaiera de fléchir davantage le genou en soulevant la jambe de façon à monter le talon dans la direction de la fesse : c'est la façon de procéder qui tiraille le moins brusquement le tendon rotulien d'une part, et le tendon tricipital de l'autre.

En même temps qu'on continuera cette mobilisation, jour par jour plus accentuée, on s'occupera de la réfection des muscles de la cuisse, dont l'atrophie est toujours considérable. Le traitement sera celui que je préconise à propos de l'entorse du genou, il consistera en mouvements d'élévation de la jambe, mise en extension et au besoin maintenue dans cette position par une gouttière à attelle postérieure ; un peu plus tard en mouvements d'extension contre des résistances d'abord excessivement faibles, puis progressivement croissantes, pendant que le massage, composé d'effleurages secs et rapides, de pétrissages et de percussions, hâtera la reviviscence musculaire.

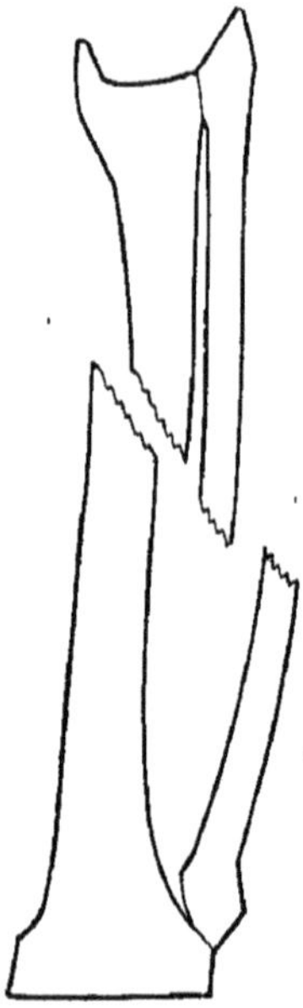

Fig. 18.

Fractures des deux os de la jambe. — 1° *A leur partie moyenne.* — En général, la fracture est assez oblique et les deux os sont rarement fracturés au même niveau. Pour le tibia, le fragment supérieur a tendance à glisser sur l'inférieur et à percer la peau en avant, le fragment inférieur étant tiré en arrière par les muscles qui vont au pied. Le péroné est fracturé obliquement. Le trait de fracture, celui du tibia en particulier, peut ne pas être uniquement transversal, il peut être en V, en coin, en hélice, avec la complication d'une fissure descendant jusque très bas près de l'articulation tibiotarsienne.

Il faut se rappeler que les fractures de jambe, en particulier des deux os, sont celles qui s'accompagnent le plus fréquemment de lésions vasculaires amenant des hémorragies abondantes, gangrène du membre, anévrismes ; et enfin dans lesquelles on rencontre l'embolie graisseuse.

2° *A l'extrémité inférieure.* — Ces fractures dites sus-malléolaires revêtent une extrême gravité du fait que la mortaise tibio-péronière se trouve désunie, ce qui se traduit en général par une gêne du fonctionnement de cette articulation.

La fracture du péroné siège souvent un peu plus haut que la fracture du tibia.

La fracture du tibia revêt la forme d'une fracture par pénétration, c'est-à-dire que souvent le fragment supérieur entre comme un coin dans le fragment inférieur. Quand la fracture siège à 3 ou 4 centimètres au-dessus de l'articulation, il n'y a pas en général pénétration du trait de fracture dans les jointures; nous nous trouvons en face d'une variété très analogue à celle qui siège au tiers moyen de la jambe.

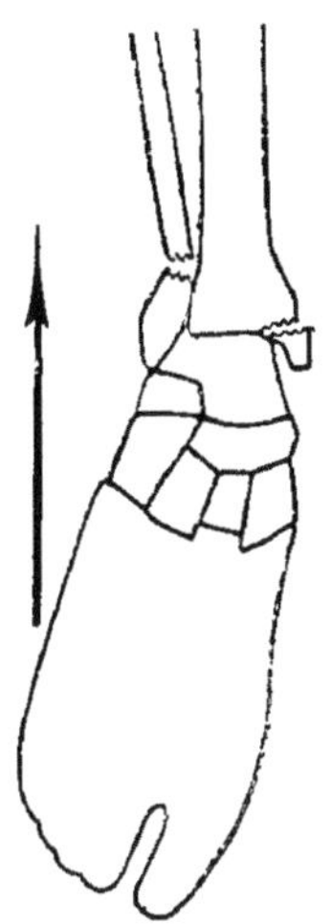

Fig. 19.

Quand le trait de fracture, oblique de haut en bas et d'arrière en avant, se rapproche de l'articulation où il a pénétré, il y a un déplacement considérable du pied en arrière.

Si le trait de fracture à la même distance est oblique en sens inverse, la déformation se fait en sens contraire, le talon se cache sous les malléoles, l'avant-pied est allongé : c'est d'ailleurs une variété excessivement rare.

3° *Fracture de l'extrémité supérieure.* — Cette fracture, assez rare, lorsqu'on la compare aux fractures de la jambe à la partie moyenne, ou à la partie inférieure, a surtout le caractère d'une fracture du tibia. Elle peut avoir été amenée par une action violente du triceps pendant que la jambe exécutait un mouvement de rotation, on a alors un véritable arrachement de la tubérosité antérieure du tibia.

La conséquence grave de cette forme de fracture dans les cas où il y a diastasis de l'articulation péronéo-tibiale supérieure est l'arthrite du genou et l'ankylose consécutive.

Une sous-variété de cet accident est l'arrachement simple de la tubérosité antérieure du tibia. Ce genre de fracture, qu'on rencontre généralement dans la jeunesse, est infiniment moins grave que toutes celles que nous venons de voir.

Lorsque les deux os de la jambe sont fracturés et que le

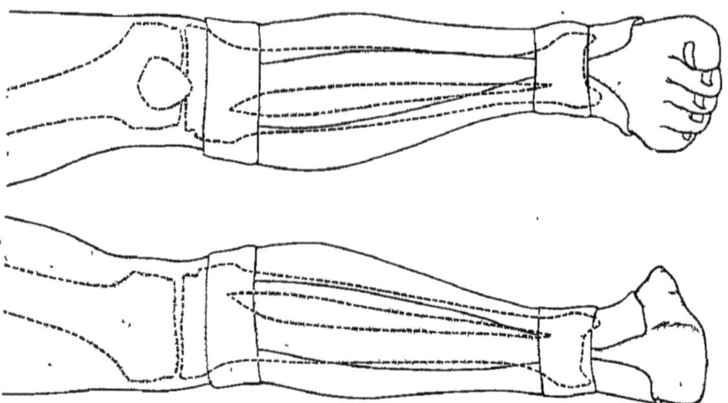

Fig. 20. — En gris régions accessibles à un traitement manuel après application d'un appareil platré dit « de marche. »

déplacement est de quelque importance, il semble qu'il y ait avantage, au point de vue de la restitution ultérieure de la forme et des fonctions du membre, à utiliser un appareil de contention.

Au point de vue kinésithérapique pur, il serait à souhaiter que l'on pût, dans tous les cas, se servir des appareils dits de marche, type Delbet, qui permettent, gros avantage, d'agir manuellement sur la partie assez étendue de jambe, qu'ils laissent à découvert, et qui permettent aussi très rapidement (sitôt l'appareil pris) la mobilisation du cou-de-pied et du genou, puis, au bout d'un temps relativement court, la marche, supprimant ainsi tous les intermédiaires par lesquels il faut passer le plus souvent pour obtenir une reprise effective des fonctions du membre.

Lorsqu'on a à soigner des fractures traitées par l'ancien appareil plâtré d'immobilisation, on a à remédier à une atrophie très considérable des muscles de la jambe, portant surtout sur le groupe du jambier antérieur et des muscles

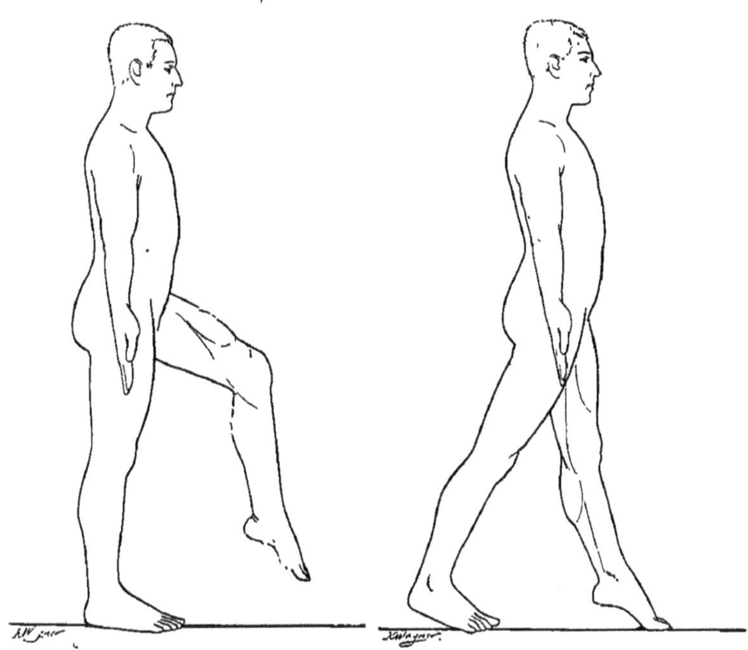

Fig. 21. — Élévation du genou avant chaque pas.

Fig. 22. — Marche sur la pointe des pieds.

postérieurs de la jambe, troubles amenant des positions vicieuses du pied au moment de la reprise de la marche.

Rééducation de la marche. — Pour la rééducation de cette fonction, on devra s'inspirer de quelques préceptes généraux, à savoir :

Les défauts que l'on rencontre le plus fréquemment chez cette catégorie de blessés sont : 1° de marcher la jambe complètement raide « en pilonnant ». 2° De ne pas relever la pointe du pied pour faire le pas en avant. 3° De marcher le pied dévié en rotation externe, « en fauchant ».

On remédiera au premier défaut en obligeant le malade à élever notablement le genou avant chaque pas.

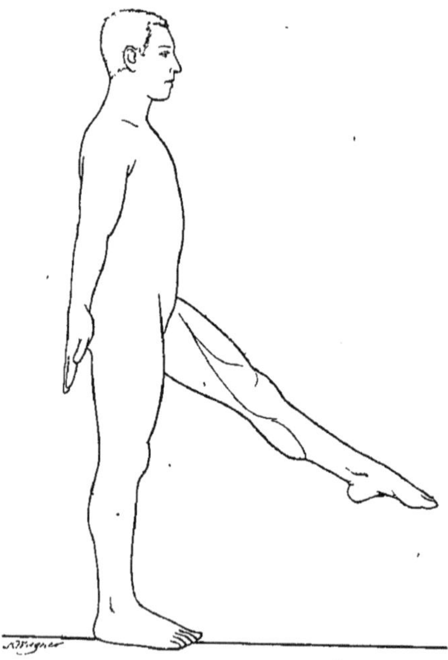

Fig. 23. — Abaissement de la pointe du pied.

On parera au second défaut en faisant retravailler spécialement les extenseurs; par la marche sur la pointe des pieds et les sautillements.

Le dernier défaut sera corrigé en obligeant le malade à porter d'abord la pointe du pied basse et en dedans quand il l'approche du sol, de façon à surcorriger pour ainsi dire cette dernière difformité.

Il ne saurait y avoir pour ce traitement une formule unique. Outre que les trois principaux défauts sus-indiqués peuvent se manifester ou isolément ou associés et ceci dans des proportions variables, les causes de l'un d'entre eux sont variées : faiblesse d'un groupe musculaire, trouble de l'équilibre, douleur vraie, crainte, manque de coordination, etc.

Dans chacun des cas très différents produits par le mélange de ces divers facteurs, la conduite à suivre devra se modifier ; à l'exercice type et qui, schématiquement, semble parer à tous ces défauts : *le marquage du pas,* il faudra adjoindre, suivant l'occurrence, des exercices d'appui sur l'une ou l'autre jambe, des exercices d'équilibre, des mouvements analogues au mouvement de fente, des exercices contre résistance des rotateurs internes de la jambe, etc.

On a beaucoup médit des béquilles dans ces dernières années, elles restent encore le moyen le meilleur pour permettre au malade de se déplacer plus vite et plus longuement qu'il ne pourrait le faire au début sans provoquer des douleurs persistantes ou sans courir le risque de déprimer secondairement un cal encore plastique et le moyen le meilleur aussi pour réentraîner le patient à la station debout, à l'appui progressif du pied sur le sol et à l'esquisse des premiers mouvements de décomposition du pas. L'important est de ne pas s'éterniser dans cette période à laquelle doit succéder au bout de huit à dix jours la période d'appui sur deux cannes. Cette seconde phase sera longue; car elle doit être la dernière à franchir avant la marche libre : c'est d'un même coup que le malade doit quitter ses deux cannes.

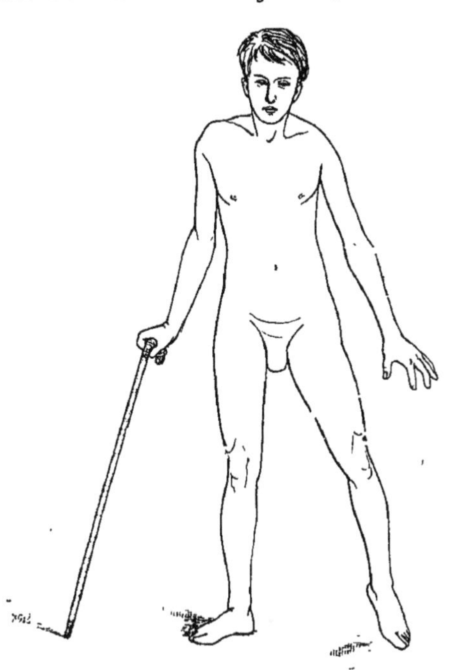

Fig. 24. — Marche en attitude défectueuse par suite de l'emploi prématuré d'une canne seule.

Il m'a paru que le plus souvent les défauts persistants provenaient d'un usage prématuré et prolongé d'une canne unique.

Même avec deux cannes, on surveillera attentivement les effets produits par les premiers essais de marche en se tenant prêt à les réduire en durée si la douleur et le gonflement se montrent avec trop d'intensité ou de persistance. La pratique prématurée est source de troubles interminables.

Fractures du péroné. — Ce sont des fractures extrêmement fréquentes ; dans l'immense majorité des cas, elles siègent dans la partie inférieure de l'os, ce sont celles surtout qui nous intéressent au point de vue kinésithérapique.

Quel que soit le mécanisme qui lui donne lieu, en général, le déplacement est médiocre, le trait de fracture se sent souvent à peine, le fragment inférieur n'a qu'une mobilité très restreinte ; le pied n'a pas en général de déviation, c'est une fracture essentiellement bénigne, et qui se relie presque, par des transitions insensibles, à l'entorse grave compliquée d'arrachement de la malléole péronière. Au contraire, dans la fracture bimalléolaire, les phénomènes sont beaucoup plus graves : le pied est dévié fortement en dehors, la poulie de l'astragale tourne en dedans, il y a transport en bloc en dehors des malléoles qui sont plus écartées qu'à l'état normal : c'est la fracture bien connue, dans laquelle on trouve au côté externe de l'articulation une dépression facile à reconnaître par le toucher, et surmontée par une saillie anguleuse (coup de hache de Dupuytren).

Fracture du péroné, extrémité inférieure. — La fracture de l'extrémité inférieure du péroné, est très comparable, au point de vue des résultats que l'on obtient par la kinésithérapie, avec les fractures de l'extrémité inférieure du radius. Les fractures de l'extrémité inférieure du péroné sont des accidents pour lesquels l'immobilisation ni aucune espèce d'appareil ne sont nécessaires, et que l'on peut mener à bonne fin par le traitement manuel seul, en économisant ainsi un laps de temps considérable.

Si on immobilise une de ces fractures pendant une quinzaine de jours, on se trouve à la sortie de l'appareil avec une jambe maigre et atrophiée, une articulation tibio-tarsienne raidie, qui exige environ trois semaines de soins pour permettre au blessé de marcher véritablement avec aise. Au contraire, lorsque chaque jour on a soumis le malade au massage et à la mobilisation précoce, on peut, du seizième au vingtième jour, suivant son âge, *suivant son poids*, suivant la hauteur à laquelle siège le trait de facture, lui permettre, non seulement la marche, mais de sortir et de se livrer avec quelques ménagements à ses occupations ordinaires.

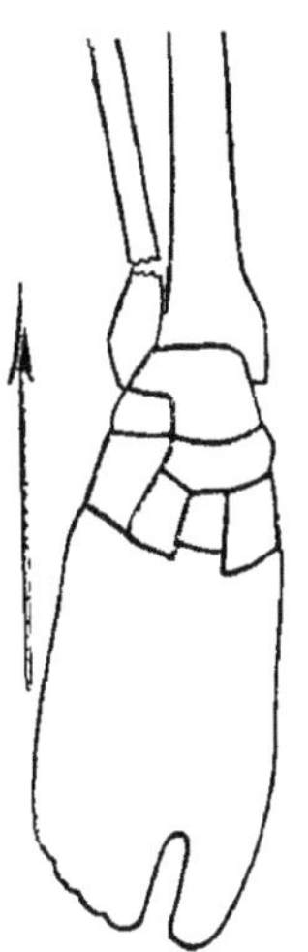

Fig. 25.

Le traitement sera d'abord de calmer la douleur au moyen d'un effleurage long et régulier, du type à peu près de celui que l'on pratique dans l'entorse de la tibio-tarsienne; de faire disparaître l'épanchement sanguin, qui a tendance à se collecter dans l'espace celluleux, entre la face postérieure des os de la jambe et le tendon d'Achille; puis de mobiliser toutes les articulations du pied : les premiers jours, uniquement celles des orteils et les médio-tarsiennes; quelques jours après, les deux précédentes et la tibio-tarsienne; enfin, d'agir sur les masses musculaires de toute la région inférieure de la jambe.

Dans l'intervalle des séances, on maintiendra le membre

en bonne position, au moyen d'un bandage ouaté, serré par quelques tours de bande Velpeau et un cerceau protègera le pied du poids du drap, l'oubli de cette minime précaution suffit souvent pour donner au membre une attitude incorrecte.

Après les trois ou quatre premiers jours, on pourra permettre au malade de marcher sur deux béquilles, non pour se servir de son pied, mais pour lui faire reprendre contact avec le sol, sans lui permettre de supporter réellement autre chose qu'une faible partie du poids du corps.

Chaque jour, l'appui du pied sur le sol se fera plus complet et plus marqué ; le bandage diminuera d'épaisseur ; le massage aura pris, depuis le cinquième ou le sixième jour, l'habitude de passer sur le trait de fracture, très légèrement, mais d'une façon suffisante pour activer la formation osseuse. C'est une chose que l'on peut faire ici sans danger, l'exubérance du cal — d'ailleurs assez médiocre — n'offrant aucun ennui, ni au point de vue esthétique, ni au point de vue des fonctions de l'articulation. Si bien que, graduellement, du quinzième au dix-huitième jour, on pourra permettre au malade de marcher dans son appartement sur deux cannes, et quelques jours après, si on constate que la reprise de la marche, sous formes d'exercices limités, comme temps et comme mouvements, n'a ramené ni sensibilité marquée au niveau du cal, ni gonflement considérable, on pourra lui permettre de sortir définitivement.

On veillera avec soin, et même après cette permission donnée, à ce que le malade se plaigne ni de troubles douloureux, ni de troubles circulatoires.

On recherchera si la position du pied est toujours bonne et s'il ne tend pas à se faire une sorte de déplacement unilatéral de l'articulation par déformation secondaire de l'os.

Ce qui nécessitera le plus de temps pour cette *restitutio ad integrum,* c'est l'appareil ligamentaire qui s'attache à la malléole externe, et qui restera, pendant un certain nombre de semaines, dur, un peu infiltré et quelquefois douloureux.

Fracture de l'extrémité supérieure du péroné. — Cette fracture qui, en elle-même, n'aurait pas une importance beaucoup plus considérable que celle de la malléole externe, présente une certaine gravité par suite de la blessure du nerf sciatique poplité externe, blessure soit immédiatement consécutive à l'accident, soit produite par inclusion dans le cal, d'où paralysie musculaire des muscles antéro-externes de la jambe, donnant comme attitude vicieuse le varus équin plus de la douleur, des troubles de la sensibilité et différents autres phénomènes, tous rattachables à la lésion du nerf.

Fractures de l'astragale. — Ces fractures, qui passent assez souvent inaperçues, ne donnent que peu de prise au traitement kinésithérapique ; leur gravité particulière réside dans la production d'une arthrite des articulations du tarse. Le cas se rapproche singulièrement des suites de fracture des os du carpe, que nous avons déjà vues, et le traitement doit être dirigé par cette similitude.

On devra tenir compte de ce fait qu'au membre supérieur, une saillie osseuse de la main, consécutive à un de ces accidents, peut être laissée à elle-même si elle ne gêne pas les mouvements des tendons ou des articulations ; tandis que, au membre inférieur, une saillie osseuse sur le pied peut empêcher l'accidenté de porter une chaussure et, de ce fait, une indication opératoire se pose, différente ici du membre supérieur.

Pour la fracture de l'astragale, on laissera de côté totalement le traitement du dégât osseux pour s'occuper surtout du traitement manuel des arthrites de voisinage qui, en général, coïncident avec cette fracture. On évitera même avec grand soin le trait de fracture, de peur ici d'augmenter en quoi que ce soit l'exubérance du cal qui, à raison de la complexité des organes qui l'entourent : articulation, gaines tendineuses, peut être un gros obstacle à une marche aisée. Par contre, il y aura un travail précis et minutieux (Pressions rythmées, frictions, mobilisation localisée autant que possible) à faire subir à chacune des articulations médio-tarsiennes pour en garder la souplesse.

Fractures du calcaneum. — Dans certain cas, elles peuvent être produites par écrasement véritable de cet os ; dans d'autres cas, par contraction musculaire.

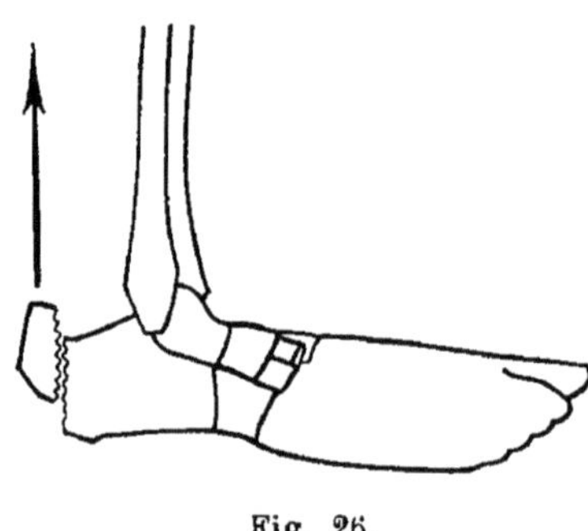

Fig. 26.

Dans le premier cas, l'immobilisation de la partie fracturée intéresse peu, puisqu'il n'y a pour ainsi dire pas tendance au déplacement. Lorsqu'il s'agit, au contraire, de l'arrachement de l'extrémité postérieure du calcaneum par contraction musculaire.

On aura à s'inspirer des mêmes principes que pour la fracture de l'olécrane. Le nœud de la question est la musculature du mollet, que l'on devra chercher à mettre dans le relâchement le plus complet pour éviter qu'elle ne tire sur le fragment postérieur et ne le fasse remonter. On obtiendra ce résultat en plaçant le pied en flexion extrême la jambe légèrement fléchie sur la cuisse et, en même temps, en faisant passer sur la partie postérieure du talon une armature de bandes de diachylon imbriquées qui tendront à maintenir en place le fragment postérieur. Les manœuvres manuelles porteront sur les jumeaux et le soléaire elles seront composées de pressions lentes faites avec toute la surface de la main, de vibrations appliquées au plus épais de la masse charnue du mollet, de l'effleurage doux et prolongé. La mobilisation s'attachera à l'articulation tibio-tarsienne en évitant de trop accentuer l'extension.

Fractures des métatarsiens. — On ne peut faire un bloc des fractures des métatarsiens; il faut distinguer celles des métatarsiens externes et celles des intermédiaires; les secondes étant de beaucoup les plus simples, pour elles avec un bandage ouaté, un massage composé d'effleurage sur les gaines des tendons et sur les muscles de la plante du pied, de pressions d'effleurage et de pétrissage sur les masses charnues du mollet et de la partie antérieure de la jambe; de la mobilisation très prudente au début des orteils et de la médio-tarsienne, on peut escompter la reprise réelle de la marche vers la cinquième semaine.

Au contraire, la fracture du 5e métatarsien est un accident grave s'accompagnant toujours d'un ébranlement du massif osseux du pied avec arthrites de toutes les articulations du pied suivies de gonflement, d'œdèmes chroniques et de raideurs articulaires, dont l'ensemble retarde très souvent la reprise de la marche jusqu'à trois ou quatre mois et laissant le pied plat douloureux; le traitement s'inspirera des idées émises à propos des fractures en étoile de l'extrémité inférieure

1. Orgebin. *La fracture des métatarsiens.* Th. de Bordeaux, 1906-1907. — Guenot. *Contribution à l'étude des fractures des métatarsiens.* Th. de Paris, 1905.

du radius, avec cette aggravation que la marche inflige dès sa reprise même partielle un travail dur à tout le pied ; le traitement sera longtemps continué avec tous les adjuvants aptes à renforcer l'action de la kinésithérapie.

CHAPITRE III

SUITES DES FRACTURES

Si l'on n'a pas employé le massage comme traitement de la première heure et exclusif de tout autre, son emploi se présente tout de même comme nécessaire à la période des suites de fracture.

Cette période commence pour nous au moment où la fracture en cause *est* ou *devrait* être consolidée de façon suffisante pour permettre la reprise des mouvements normaux du membre. Il peut se présenter à cette époque différentes variétés de troubles.

Dans quelques cas, la consolidation n'est pas complète ; dans d'autres cas, au contraire, le cal, par sa fougue, menace de compromettre quelques fonctions de l'organisme. Ce deuxième cas est relativement assez rare. Il en est de même des troubles nerveux : névrites et paralysies. Par contre, toujours un membre qui a été fracturé après le lever de l'appareil présente l'un ou l'autre des deux aspects suivants : il peut être diminué considérablement de volume par l'atrophie musculaire ; il peut être, au contraire, considérablement augmenté par l'œdème. Chacun de ces troubles doit être envisagé séparément.

1° Retard de consolidation. — Une fracture demande, pour se consolider, un temps variable suivant l'os atteint et suivant l'âge du sujet ; ces délais sont d'ailleurs singulièrement difficiles à évaluer. D'une façon générale, on peut dire qu'une fracture d'un os long, près de ses extrémités, se consolidera plus vite qu'une fracture de la diaphyse.

Il semble également que les fractures de la partie périphérique d'un membre se consolident plus rapidement que celles du segment proche du corps.

Enfin, les fractures intra-capsulaires, en général, manifestent une lenteur toute particulière à se consolider. On conçoit aussi que ces délais varient notablement avec le traitement.

Il nous est toujours apparu qu'un membre longuement immobilisé, dans un appareil plâtré par exemple, était plus long à se consolider que le même os soumis à un traitement où on le laissait plus à découvert, où on lui laissait une mobilité plus considérable.

Cette question de la dose de mouvements nécessaires pour amener rapidement une soudure des os a été déjà traitée avec tous les détails qu'elle comporte par Lucas-Championnière ; et, à sa suite, tous les chirurgiens qui ont suivi ses préceptes, ont pu constater la réalité de ses précisions et l'exactitude de ses vues.

Il faut insister un peu sur l'influence, peut-être hypothétique, mais qui semble néanmoins valable, de la plus ou moins grande surface des téguments exposés à l'air libre, ou aux frottements de toute nature. Il n'est pas rare de voir, à la sortie d'un appareil, un membre non consolidé se consolider excessivement vite sans soins spéciaux, sans massage dans quelques cas, rien que par l'ouverture de l'appareil qui, sans faire cesser l'immobilisation, a néanmois permis au membre un contact plus marqué avec les agents atmosphériques, d'où probablement production d'excitations trophiques favorables.

Quoi qu'il en soit de cette influence, on se trouve fréquemment en présence de fractures qui, après un temps dépassant notablement les délais habituels de consolidation, donnent encore une impression de mobilité extrême. Très rarement, sauf dans les cas d'interposition musculaire, il s'agit de mobilité complète ; il faut exercer des efforts latéraux pour sentir que l'os n'a pas la rigidité que l'on doit obtenir. Ce manque de consolidation, qui ne se traduit d'ailleurs non seulement par un symptôme constatable à la main, mais aussi par une certaine impotence fonctionnelle d'un caractère particulier, consistant en ceci : les groupes musculaires, qui s'insèrent sur l'os fracturé, et non encore consolidé, quoique ayant un volume et une consistance parfois suffisants pour donner des contractions qui seraient capables de soulever le membre, semblent ne pouvoir agir efficacement ; par contre, dès que l'os a pris une consistance suffisante, en quelques jours, parfois même en vingt-quatre heures, il se produit une modification considérable dans le fonctionnement du membre ; et tel malade peut franchement, par exemple, décoller sa jambe du plan du lit, exécuter des mouvements de pronation ou de supination qui lui étaient impossibles peu de jours auparavant.

Quant à la pseudarthrose, sauf le cas sus-mentionné d'interposition, elle est excessivement rare, et nous n'avons à l'envisager ici que comme un cas extrême des retards de consolidation. Nous supposons aussi qu'il ne s'agit point là d'une diathèse justiciable d'un traitement général (grossesse, syphilis, infection grave, etc.).

Les traitements décrits par les classiques comprenaient une série de moyens, qu'ils qualifiaient « petits moyens ». Parmi l'un d'eux, on trouve décrite l'irritation des surfaces fracturées par le frottement des fragments l'un contre l'autre.

C'est là l'embryon, semble-t-il, de toute la réforme du traitement des fractures, qui a conduit Lucas-Championnière à la méthode que l'on sait.

Un retard de consolidation ne peut pas être considéré comme dû uniquement à un trouble purement osseux, l'état général de tout le membre doit être tenu pour responsable de cette complication.

Le traitement consistera donc en un massage général de toute la région : massage léger, superficiel, s'intéressant plus à la sensibilité cutanée et aux réactions vaso-motrices qu'il peut provoquer, plutôt qu'à l'état des groupes musculaires. On y ajoutera des pressions et de légers tapotements dans la continuité de l'os ; des pressions courtes et relativement légères au niveau du trait de fracture ; et enfin, lorsque, au bout d'une huitaine de jours de ces soins, la consolidation n'aura pas l'air de s'effectuer nettement, on emploiera sans crainte la percussion au niveau du trait de fracture.

La plupart du temps on n'a même pas besoin de s'en servir, les manœuvres décrites suffisent pour obtenir le succès.

C'est ainsi que Pilet (*Médecine des accidents du travail,* 1906, p. 33 à 78) donne des résultats comparatifs intéressants.

14 de ses malades ont été traités par la kinésithérapie et par le traitement thyroïde. C'étaient, en général, des fractures non consolidées, datant d'au moins deux mois. L'une d'elles datait de quatre mois, l'autre de huit mois. Tous ces malades ont guéri en cinq à six semaines.

Une seconde série de 9 malades a été traitée par le massage et la kinésithérapie sans adjonction de traitement interne. C'étaient : une fracture de la clavicule datant de quatre mois ; une fracture de l'humérus datant de trois mois et demi ; quatre fractures du radius datant d'un, deux, trois et quatre mois.

Trois fractures du cubitus dataient de un, deux, trois mois. Or, tous ont guéri dans le même délai à peu près que précédemment, soit environ en cinq à six semaines.

L'étude histologique de l'action du massage sur l'os en lui-même a été étudiée par Gourevitch dans une thèse d'agrégation de Saint-Pétersbourg, 1898, *Contribution à l'étude des fractures simples par le massage et la mobilisation.*

On aura trouvé plus haut, en note, un résumé de ces expériences que j'ai cru (v. p. 33) devoir faire assez détaillé le russe étant peu familier aux médecins français.

Ces expériences sont à rapprocher de celles de Desguin dont j'ai parlé à propos du traitement des fractures en général (v. p. 31).

Si le massage employé, comme je l'ai indiqué, n'est pas suffisant, on pourra employer comme moyens adjuvants, avec fruit, la méthode de Bier (voir Durey. *Congrès francais de physiothérapie*, 1908).

Mais de tous les moyens d'excitation, le plus rapide et le plus énergique est la percussion. La percussion doit être considérée comme un mode limité de l'application de l'excitation mécanique au traitement des fractures. Elle agit directement sur la production ostéogénique. Elle a été employée, depuis un certain temps, par Thomas, en 1896, par Demunter, en 1902, et, enfin plus récemment, par Schaeffer. (La percussion comme procédé de traitement des pseudarthroses, *Deutsche med. Wochenschr.*, 1907, N° 41.)

L'auteur de ce travail a obtenu dans deux cas, et en particulier dans le second, un résultat très remarquable sur une fracture du tibia gauche, non consolidée à la septième semaine.

En trois semaines de traitement, il a obtenu, non seulement

la consolidation du cal, mais une diminution considérable du raccourcissement.

Il conclut, après avoir fait remarquer que le traitement par la percussion n'est pas douloureux et est bien supporté, que la méthode est bonne, surtout lorsqu'il s'agit d'une région où la musculature n'est pas très épaisse ; et de fait, on rencontre les difficultés les plus grandes pour pratiquer ce traitement dès que l'os n'est pas à fleur de peau.

Pour Turner, la percussion est un moyen d'accélération de guérison des fractures et un adjuvant du traitement des pseudarthroses (*Rousski Wratch*, 1908, N° 15).

Ce dernier auteur reprenant la pratique de Thomas, se sert pour la percussion d'un marteau caoutchouté. Son mémoire comporte 4 observations remarquablement concluantes.

Ma technique particulière peut se régler ainsi : après un effleurage assez prolongé pour amener une insensibilité superficielle de la région, on percute avec le bord cubital du medius, auquel demeure accolé étroitement l'index, les deux doigts sont maintenus raides, mais le poignet doit rester souple. La percussion doit se faire énergiquement et rapidement, avec une force suffisante pour que le doigt percuteur en éprouve une assez désagréable sensibilité. Au niveau de la région percutée, la coloration change. On voit une rougeur intense se répandre et un léger gonflement suit presque immédiatement la percussion. Parfois, le lendemain, une teinte ecchymotique s'étend sur la région percutée.

Les séances ne m'ont pas semblé devoir être quotidiennes : il faut, avant de repratiquer à nouveau la percussion, se rendre compte des modifications qui peuvent se passer au niveau du cal, et se méfier en particulier d'un cas que j'ai vu une fois se produire : c'est que la percussion, tout en donnant au cal un volume plus considérable, n'en change pas la constitution, au point de le ramollir plus qu'avant.

Je l'ai pratiquée dans un certain nombre de cas. Un certain nombre sont peu démonstratifs, parce qu'il s'agissait là de retards de consolidation, pour lesquels on ne pouvait dire avec certitude que, sans la percussion, ils auraient marché plus lentement. Par contre, dans un certain nombre de cas, la percussion a eu un résultat manifestement efficace, j'en citerai deux. Dans l'un, il s'agissait d'une femme de vingt-huit ans, fracture intra-capsulaire du col du fémur, vue quatre mois après l'accident par le Dr Roux Berger qui me l'adressa. Il n'y a pas de consolidation, la marche est impossible, la malade souffre toujours ; le traitement que j'ai pratiqué a consisté en percussion exécutée avec le poing fermé sur la région du grand trochanter et percussion exercée dans le sens longitudinal de l'os, sous le talon de la malade, le membre inférieur étant maintenu dans la rectitude.

Il n'a pas été pratiqué d'extension ; la malade a simplement gardé le lit.

Au bout de six semaines, elle pouvait marcher, sans souffrance, malgré qu'elle eût quelque embonpoint, en s'aidant seulement d'une canne. La consolidation semblait suffisante au point de vue fonctionnel, la malade décollant avec facilité le talon du plan du lit. Le raccourcissement définitif est d'environ un centimètre et demi.

L'autre est un malade de soixante-quatre ans, fracture extra-capsulaire soignée à l'étranger par un certain nombre de chirurgiens de valeur. Vu ici à Paris quatre mois après sa chute par le Dr Gosset qui me le confie. Le raccourcissement dépasse 5 centimètres. Le malade ne peut marcher qu'avec ses béquilles sans se servir aucunement du membre fracturé ; il souffre. La radiographie montre une indépendance parfaite des deux fragments ; on pouvait d'ailleurs obtenir des mouvements de rotation de la cuisse plus accentués qu'à l'état normal.

Le traitement consista en massage de la région et percussion, pratiquée comme je l'ai indiqué plus haut. Au bout d'un mois environ, le malade pouvait, avec deux cannes, s'appuyer sur sa jambe fracturée. La guérison définitive fut plus longue, à cause d'une ankylose fibreuse serrée du genou. A l'heure actuelle, le malade marche correctement, même sans canne. Il a gardé un raccourcissement d'environ 4 centimètres.

J'ai cité ces deux observations parce que, ici, le retard était indéniable, qu'il s'agissait d'une fracture que nous savons être très lente et difficile à consolider, et qu'enfin il s'agit précisément d'une de ces régions de l'organisme où le trait de fracture est recouvert par une couche épaisse de muscles, et où le traitement par la percussion ne devrait pas être géographiquement praticable : on voit pourtant qu'il est possible de la pratiquer, même dans ces cas.

Il en sera de même, par exemple, pour les fractures de la diaphyse ou de l'extrémité supérieure de l'humérus, que l'on pourra percuter en frappant sur le coude fléchi dans la direction du grand axe de l'os.

Les jours où on ne jugera pas nécessaire de pratiquer la percussion, soit en moyenne un jour sur deux, on se contentera d'un massage très étendu de toute la région ; de frictions circulaires superficielles sur la région percutée la veille.

La douleur, assez vive pendant que l'on percute, dure en général quelques heures, puis va s'atténuant ; elle laisse très souvent une sensation persistante de chaleur et du gonflement.

Jusqu'ici, ce moyen m'a toujours paru d'une innocuité parfaite sous réserve de surveiller attentivement les modifications du cal.

2° **Cal exubérant.** — Le cal exubérant que, très souvent, on impute à tort au massage, est causé par des circonstances sur lesquelles le kinésithérapeute ne peut rien.

Certains malades, et pas seulement les très jeunes sujets, ont une production ostéogénique qui dépasse de beaucoup la normale. Ce phénomène est facile à constater lorsqu'on a pu suivre un assez grand nombre de fractures d'os superficiels et assez comparables entre elles, comme par exemple la fracture franchement malléolaire du péroné. Dans ces traumatismes où, en général, le cal est de volume normal, on voit dans environ un cinquième des cas, survenir une déformation de la région, malgré que le traitement ait été exactement le même pour tous, voire même plus modéré pour ces sujets. Néanmoins, il est indéniable aussi qu'un massage trop énergique et trop prolongé sur la région du trait de fracture, surtout lorsque ce trait de fracture siège vers une épiphyse, amène une production d'os plus considérable. C'est un fait courant de constater, chez des enfants qui ont été massés quelque peu durement par des empiriques, des cals franchement volumineux et déformants, englobant toute l'extrémité inférieure d'un membre.

Le traitement, dans ce cas, consistera en un repos le plus complet possible de l'articulation. On peut néanmoins, avec prudence, continuer les mouvements passifs s'il s'agit d'une fracture articulaire, à condition de les faire avec lenteur, sans brutalité, quoique avec insistance et en petit nombre chaque fois ; on arrivera ainsi plutôt à modeler le cal qu'à en augmenter le volume. Lorsqu'on n'est pas très sûr de sa technique, le mieux sera de laisser le membre absolument au repos, avec ou sans compresses résolutives.

3° **Troubles nerveux**. — Les troubles nerveux sont fréquemment des névrites ; cette complication rentre dans la description des névrites en général et sera étudiée dans celui des fascicules traitant des affections du système nerveux.

La paralysie consécutive aux fractures présente cependant quelques caractères assez spéciaux pour que j'en dise un mot ici.

En général, on les rangeait jusqu'à présent dans la classe des paralysies par compression. A lire les classiques, il semble qu'il doive toujours s'agir d'un cal volumineux comprimant ou englobant même un tronc nerveux plus ou moins important. Or, une telle pathogénie paraît à première vue en contradiction avec ce fait bien connu des kinésithérapeutes que ces paralysies, pour lesquelles on a souvent recours à leurs soins, ont tendance à s'améliorer spontanément, ce que ne ferait certes pas une paralysie due à un trouble mécanique (compression ou inclusion).

Dans un travail récent, Duroux et Convers[1], reprenant à fond cette question, ont montré encore plus nettement le manque de superposition des symptômes avec la pathogénie supposée, et ils ont conclu qu'en général il s'agit d'une contusion du nerf au moment de l'accident par les extrémités osseuses fracturées.

Il faut néanmoins excepter de cette théorie certaines paralysies, où, manifestement, le tronc nerveux se trouve au contact d'une saillie osseuse anormale ; car, sans qu'il y ait inclusion, il peut y avoir traumatismes répétés et multiples,

1. Paralysies nerveuses dans les fractures, *Province médicale*, 31 déc. 1910.

suffisants pour provoquer ces troubles et les perpétuer.

Dans d'autres cas, il s'agit, non plus d'une saillie osseuse anormale, mais d'une déformation du membre amenant, par exemple, une élongation constante dans chaque mouvement de l'articulation, comme cela se voit, par exemple, après certaines fractures du coude, modifiant respectivement l'un par rapport à l'autre, les axes du bras et ceux de l'avant-bras.

Le traitement sera celui de tous les troubles nerveux analogues (Voir fascicule « VII »).

L'atrophie consécutive est étudiée dans un chapitre spécial (voir p. 215), étudiée dans un paragraphe spécial.

4° **Œdèmes.** — Les œdèmes, desquels il faut rapprocher les altérations fréquentes de la peau (amincissement, sclérose, troubles de la sensibilité), nécessitent un traitement un peu spécial, car sauf quelques cas assez rares où il s'agit manifestement d un obstacle matériel (cal, etc...) apporte à la circulation de retour, on ne doit pas les considérer comme de simples troubles mécaniques, mais plutôt comme des troubles trophiques pour le traitement desquels on devra agir sur le système nerveux du membre. Je prendrai comme exemple concret de traitement, parce qu'ils sont les plus fréquents, les œdèmes consécutifs aux fractures du membre inférieur.

Le massage consistera tout d'abord en longs traits d'effleurage superficiels et assez rapides, remontant de la racine des orteils jusqu'au haut de la cuisse.

Cet effleurage, qui sera pratiqué sur la face antérieure, sur le côté externe, sur le côté interne de la jambe, sera complété, au bout de 2 à 3 séances, par une série de pressions annulaires partant, au contraire, de la racine de la cuisse pour atteindre l'extrémité du pied, puis, par un effleurage centripète, fait avec les deux mains en bracelet, et remontant d'un seul trait depuis le pied jusqu'au haut de la cuisse. Cet effleurage ne devra jamais être fortement appuyé ; en même temps, on commencera des mouvements passifs, mouvements de rotation du pied sur la jambe, mouvements de circumduction de la cuisse. Ces mouvements devront être répétés chacun une dizaine de fois.

Dès que l'œdème commencera à se faire un peu plus mou, en particulier lorsque les pressions, dont j'ai parlé au paragraphe précédent, sans exercer un très gros effort avec la main, commenceront à marquer un sillon circulaire, on pratiquera un effleurage centripète, commençant en haut de la cuisse, par exemple à trois travers de main du pli de l'aine, et partant de là pour remonter vers la racine de la cuisse ; puis, après quelques instants, partant d'un travers de main plus bas vers le genou que précédemment et ainsi de suite, en descendant en quelque sorte vers l'extrémité, de façon à permettre à l'œdème des parties supérieures de gagner facilement une région de tissu cellulaire non encore imbibé, sans jamais essayer de pousser mécaniquement, comme on le fait encore trop souvent, un œdème siégeant au bas de la jambe sur un œdème siégeant au niveau de la cuisse, ce qui ne ferait que traumatiser les parties sans obtenir aucune espèce de résultat.

On pourrait s'aider avec utilité d'un traitement par l'air chaud, et on profitera de l'hyperhémie qui suit ces applications pour exécuter le massage avec la formule que je viens d'en donner.

Il sera utile, dans l'intervalle des séances, si le malade peut déjà marcher, de rouler autour de sa jambe une bande Velpeau ; une bande élastique si l'œdème est localisé tout à fait vers l'extrémité, par exemple à la cheville. Si, enfin, le malade ne peut pas encore marcher, on pourra se contenter de placer à certains moments le membre en position très élevée par rapport au bassin. En outre, on laissera le plus possible toute la région à découvert; il sera bon, si les conditions de chauffage de la pièce le permettent, de laisser plusieurs fois par jour, pendant un laps de temps variant d'une à quatre heures, le membre à nu.

On ne s'attardera pas, dans les cas où on aura affaire à un œdème très limité, excessivement dur, à des manœuvres très énergiques, qui auront pour résultat, en effet, de faire disparaître l'œdème après la séance de massage, mais qui, ayant traumatisé assez fortement le tissu cellulaire et les plans sous-jacents, n'auront comme résultat que de permettre à l'œdème de se reproduire avec plus de facilité et de créer là en quelque sorte un appel pour lui. On se servira des manœuvres sus-indiquées, et des mouvements passifs du membre. On ajoutera des frictions longitudinales sur les troncs nerveux de la région, dans l'endroit de leur parcours où ils peuvent être accessibles et de la malaxation légère des plans superficiels de la région non œdématiée.

Il faut savoir qu'en général, après la reprise des mouvements, surtout au membre inférieur, à la fin de chaque journée, l'œdème peut se reproduire modérément pendant des mois.

DEUXIÈME PARTIE

TRAUMATISMES ARTICULAIRES

CHAPITRE PREMIER

DES ENTORSES EN GÉNÉRAL

L'entorse est une lésion articulaire qui a pour cause un mouvement forcé : traumatisme agissant au niveau même de l'articulation (faux pas, chute), ou force agissant à une certaine distance de l'articulation (par exemple, entorse du genou succédant à une rotation violente du pied).

Certaines causes, fort importantes, paraissent disposer à l'entorse ou à sa récidive ; ce sont : la laxité articulaire, due ou bien à une insuffisance musculaire, ou bien à un relâchement ligamenteux, congénital ou acquis. Cette distinction est importante au point de vue du pronostic et du traitement. Ce sont encore les difformités, déformations et attitudes vicieuses, qui donnent au membre une mauvaise position pendant la marche et favorisent les mouvements forcés de l'articulation.

Une première entorse met l'articulation en état de faiblesse ; nous verrons à la fin de ce chapitre le pourquoi de cette règle quasi-absolue.

Les articulations serrées, comme le cou-de-pied, le poignet, le genou, le coude, sont plus que les autres sujettes aux entorses.

Enfin, on les rencontre plus fréquemment chez les adultes que chez les vieillards et que chez les enfants ; plus chez les personnes souples que chez les gens lourds et obèses, parce que ces derniers sont plutôt exposés aux fractures qu'aux entorses.

Il y a deux ordres de lésions anatomiques dans l'entorse : des lésions articulaires comprenant la synoviale et les ligaments ; et des lésions péri-articulaires portant sur les tissus cellulaires, les muscles, les tendons, les gaines synoviales, les vaisseaux et les nerfs.

A reprendre chacun de ces tissus en détail, on trouve le plus souvent, dans le tissu cellulaire, des ecchymoses et une infiltration séro-sanguinolente dues à la rupture des capillaires ; des ruptures musculaires parfois assez éloignées de l'articulation ; des déchirures des gouttières tendineuses, ou des gaines aponévrotiques, pouvant amener dans leurs formes extrêmes des hernies musculaires ou des luxations tendineuses ; fréquemment, des distensions des gaines synoviales dues à un épanchement considérable. Les gros vaisseaux et les nerfs importants sont très rarement atteints.

Les ligaments articulaires, s'ils sont larges et moyennement résistants, se déchirent en général à leur partie moyenne ; lorsque, au contraire, ils sont étroits et à fibres serrées et épaisses, ils arrachent leur surface d'implantation ou même rompent l'extrémité osseuse, faisant de l'entorse une fracture par arrachement. C'est ce qui se passe fréquemment au pied, où les malléoles se trouvent être fracturées ; au poignet, où l'on observe la même lésion sur les apophyses styloïdes. Enfin (et cette dernière notion est importante pour comprendre certains troubles de la mécanique articulaire consécutifs aux entorses) la pression réciproque des surfaces articulaires violemment écartées en un point, mais d'autant plus serrées en un autre, peut aboutir à un écrasement de la surface cartilagineuse; les lésions consécutives sont du ressort de l'arthrosynovite : c'est un épaississement et une induration de la synoviale ; de la périostite, ou de l'ostéite, au niveau des points d'insertions ligamentaires ; un épanchement intra-articulaire, sanguin ou séreux; puis, tardivement et consécutivement, des raideurs articulaires, des localisations tuberculeuses, etc.

L'entorse présente des symptômes généraux, assez marqués pour qu'il faille les décrire au moins comme indications thérapeutiques. Ce sont : les douleurs, très vives au début, dues à la rupture de filets nerveux sous-cutanés, qui s'apaisent après quelque temps pour reparaître en même temps que se produit le gonflement articulaire.

Le gonflement, dû à un épanchement, assez considérable pour amener —joint à ce que les ligaments sont déchirés — une hernie de la synoviale. Cette réaction de la séreuse est telle qu'elle peut se propager au plan sus-jacent, et qu'on trouve à son niveau une peau rose, tendue, luisante, avec élévation locale de la température.

Des ecchymoses, dues à la diffusion dans le tissu cellulaire sous-cutané de sang provenant de vaisseaux d'un certain calibre, accompagnent toujours la lésion.

Les anciens cliniciens avaient remarqué que, lorsque des ecchymoses apparaissent vers le deuxième ou le troisième jour au point opposé à la distension articulaire, c'est que l'accident présentait une certaine gravité. Lorsqu'on les observe dans des zones éloignées de l'articulation, elles sont symptomatiques, ou d'une rupture musculaire, ou d'une fracture.

Le traitement consistera, dès le début, à calmer la douleur et à prévenir l'infiltration.

Il est rare que le médecin intervienne dès les premières heures; en général, il n'intervient qu'au moment où la jointure présente déjà des signes de gonflement, où la douleur est vive et où les contractures musculaires sont établies. Il lui faut alors faire subir un traitement consistant à amener la régression et l'évacuation des épanchements; à rendre à l'articulation déformée ou enraidie sa souplesse. Enfin, avant ces deux indications, il en est une, primordiale, c'est de faire cesser ou diminuer la douleur, et, consécutivement, la contracture. Un bon moyen adjuvant sera la compression permanente et exercée, soit au moyen d'un bandage ouaté, soit au moyen de la bande élastique, cette dernière présentant quelque avantage sur l'autre : elle laisse des mouvements possibles dans la partie atteinte et, par son élasticité jointe à ces mouvements inconscients, elle produit une sorte de massage insensible et continu de la région. Elle doit être appliquée avec la même légèreté que l'on fait de la bande de Bier dans les affections aiguës inflammatoires des membres.

Le traitement de choix des entorses est le massage. Même dans les périodes où la kinésithéraphie fut le moins en faveur, aucun classique n'oublia d'en mentionner l'emploi et sa pratique fut l'occasion de succès pour de nombreux empiriques qui, en dehors du corps médical, s'en étaient transmis la tradition.

1° **Technique générale.** — Le massage, dans l'entorse, doit se proposer comme fin thérapeutique, d'abord et avant tout, de faire disparaître au plus vite les épanchements hématiques et séreux qui infiltrent toute la masse musculaire et tous les interstices péritendineux de la région.

2° Faire disparaître les contractures musculaires provoquées par la douleur et qui gênent le libre fonctionnement du membre.

3° Redonner aux ligaments entorsés leur intégrité.

Un obstacle s'oppose à la réalisation immédiate de ces trois desseins : c'est la douleur. Aussi, la technique est-elle dominée par la nécessité d'obtenir une anesthésie complète de toute la région. Cette anesthésie, étant donné l'acuité des douleurs, ne peut être obtenue que par des manœuvres excessivement prudentes, légères, douces, par conséquent, excessivement prolongées, ce qui donnera aux séances de massage un caractère de longueur tout particulier.

Si, d'une façon générale, nous sommes partisans des séances courtes dans la plupart des affections justiciables de la kinésithérapie, ici nous devons faire une exception à cette règle générale et proclamer que le massage de l'entorse doit être un massage excessivement long.

Les anciens auteurs décrivaient des séances d'une durée d'une heure et demie et deux heures. Sans aller aussi loin — car nous estimons qu'il vaut mieux, dans ce cas, faire deux séances par jour — il nous paraît néanmoins raisonnable de faire des séances dépassant une demi-heure et atteignant très souvent cinquante minutes, une heure même.

Ici, comme dans les fractures, il faut veiller d'abord à donner au membre malade une position aisée qui permette au patient de se tenir le plus souplement possible.

Les manœuvres doivent commencer loin de l'interligne entorsé, le dépasser largement en sens inverse.

Le traitement doit être graduel. Petit à petit on doit arriver à exercer des manœuvres qui, outre leur utilité réflexe, ont une action mécanique immédiate. Enfin, on ne doit considérer la séance comme suffisante que si on a pu redonner à l'articulation tous ses mouvements, au moins dans leur direction, sinon dans leur amplitude accoutumée. Très souvent cette dernière partie nécessite plusieurs tentatives coupées par un effleurage à but anesthésique, avant de pouvoir être menées à bien. En tout cas, il faudra toujours avoir soin, après avoir pratiqué la mobilisation, de terminer par des manœuvres d'effleurage ou des frictions, de façon à laisser au malade une impression de détente et de bien-être.

Il n'est pas nécessaire de faire immédiatement, après la première séance, mouvoir le membre comme dans la vie ordinaire, néanmoins, l'immobilisation complète est plutôt nuisible, et l'on peut encourager le malade, par exemple, pour le cou-de-pied, à marcher en s'aidant de deux cannes ; pour le poignet, à prendre de menus objets ou à faire quelques-uns des mouvements de la vie usuelle sous condition que la douleur le lui permette.

Le gonflement, très considérable avant la séance, doit être notablement réduit après elle.

L'ecchymose doit disparaître vite.

Une dernière phase du traitement consistera à parfaire le résultat par des manœuvres spécialement dirigées contre les modifications histologiques que le traumatisme et l'épanchement consécutif ont amenées dans les ligaments articulaires ou dans les tendons du voisinage. Cette dernière partie, que souvent le malade ne juge pas absolument utile, dans sa hâte d'être libre, a néanmoins une grosse importance si l'on veut éviter l'enraidissement et les douleurs sourdes, qui accompagnent si souvent à longue échéance les entorses.

Il faudra enfin veiller à refaire avec un soin tout particulier l'ensemble des muscles juxta-articulaires. C'est à leur insuffisance qu'est dû le plus souvent le pronostic sévère que l'on doit porter, par exemple, après une entorse de genou.

Pour refaire dans son intégrité un ligament sérieusement

entorsé, il faut un nombre de mois assez considérable. Pendant toute cette période, l'articulation est fragile et soumise plus qu'avant à l'éventualité d'un mouvement exagéré de torsion ou de latéralité. C'est le stade pendant lequel, à propos d'un accident insignifiant, l'entorse récidive, et cet ensemble de récidives, chacune d'elles venant aggraver la situation laissée par la précédente, crée au bout d'un certain temps une infirmité irrémédiable.

Si, au contraire, pendant cette période, la musculature adjacente à l'articulation, renforcée par des exercices convenables et par eux maintenue en état de tonicité suffisante sert pour ainsi dire de protection supplémentaire, on a chance d'éviter la récidive et d'atteindre sans accident le moment où les ligaments peuvent par eux-mêmes jouer leur rôle de maintiens naturels.

Le pronostic de l'entorse est, en général, beaucoup plus sévère qu'on n'a coutume de le dire dans les traités classiques. Si, dans les cas simples qui ne sont que des entorses ébauchées, la guérison et la restitution à peu près intégrales des mouvements sont la règle, dans les cas, où il y a des lésions anatomiques marquées, pendant de *longs mois,* des douleurs tenaces, une gêne notable des mouvements, un état de morbidité et de faiblesse dont les inconvénients sont considérables, créent une invalidité prolongée.

Il faut savoir que, lorsque dans un traumatisme, siègent côte à côte une fracture et une entorse, la lésion qui, des deux, guérit de beaucoup la plus vite et la plus aisément, c'est la fracture. Tous ceux qui, dans leur pratique, auront eu à soigner des fractures malléolaires accompagnées d'entorse, admettront la justesse de ce point de vue.

ENTORSES EN PARTICULIER

Entorse de l'épaule. — Elle peut être due à un choc produisant une propulsion de l'humérus d'arrière en avant, ou d'avant en arrière ; ou due à une rotation forcée. La propulsion de l'humérus peut être réalisée par une chute sur la main, le coude, l'épaule.

La douleur se fait, en général, sentir en avant de l'article. Le gonflement et l'épanchement sanguin péri-articulaire sont assez étendus du côté de la coulisse du tendon du biceps. L'hématome soulève le deltoïde et donne au moignon de l'épaule une forme arrondie. La même tuméfaction dont nous venons de parler, allongée dans la région du tendon du biceps, peut se trouver reproduite en arrière du deltoïde ; les mouvements possibles, avec quelques précautions au début, disparaissent assez vite ; la difficultée est d'établir le diagnostic différentiel avec les luxations incomplètes.

L'entorse de l'épaule présente une certaine difficulté de traitement, de ce fait que l'articulation n'est pas exposée directement aux mains du médecin : revêtue sur presque tout son pourtour par le deltoïde, c'est à travers lui seulement qu'elle peut être atteinte ; d'ailleurs, ce muscle le plus souvent est douloureux, contracturé, et il importe de le soigner tout spécialement.

On pratiquera sur le moignon de l'épaule un long effleurage centrifuge, analogue à celui que j'ai décrit dans les fractures de l'extrémité supérieure de l'humérus. C'est seulement lorsqu'on sentira le bord du trapèze redevenu souple et qu'on verra l'épaule s'abaisser qu'il conviendra de passer aux frictions circulaires qui, ici, seront pratiquées sur toute la surface du deltoïde avec la paume de la main.

A la face antérieure de l'articulation, assez souvent, on constatera un gonflement se prolongeant le long du paquet vasculo-nerveux. Ce gonflement, dû le plus souvent à un épanchement dans et autour de la gaine du biceps, nécessite un effleurage assez appuyé qu'on ne peut pratiquer qu'une fois la sensibilité aiguë disparue en grande partie. D'ailleurs, cette position anatomique du biceps, désavantageuse en un sens, nous rend service en un autre, puisqu'elle permet en faisant des mouvements alternatifs de flexion et d'extension du bras, d'agir par l'intermédiaire du tendon bicipital sur l'intérieur même de l'articulation. C'est dire que la mobilisation du coude joue ici un rôle, non pas accessoire, mais de tout premier plan.

Quant à la mobilisation directe de l'épaule, elle devra être faite avec extrêmement de prudence, et en particulier, il faudra se méfier des mouvements de rotation de l'humérus autour de son axe longitudinal. Les muscles rotateurs de l'épaule qui, en général, ont été lésés, et qui, en plus, sont difficilement accessibles, à raison de leur situation profonde, peuvent, après un mouvement intempestif, se remettre en état de contracture, et obliger à recommencer la séance presque depuis le commencement.

Après le massage, il est inutile et impossible d'immobiliser l'épaule. On se contentera de placer une écharpe sur le devant du corps, de façon à ce que le malade puisse éventuellement soutenir son bras dès que la fatigue se fait sentir en attendant. Le mieux est de le laisser pendre sans aucune espèce de contention.

Le résultat, dans cette variété d'entorse, est toujours moins brillant que dans les articulations du cou-de-pied ou du poignet. Les suites sont, en général, très lentes. Une entorse de l'épaule, à quelques exceptions près, donne un tableau symptomatique très analogue à celui des suites de luxation : c'est dire qu'après la première phase de douleur passée, on devra insister sur la mobilisation de cette articulation Cf. Luxations de l'épaule.

Entorses du coude. — La forme la plus fréquente est celle qui s'accompagne de la rupture du ligament latéral interne. Dans ce cas, la douleur, comme on peut le pressentir, est surtout vive au niveau de l'épitrochlée ; l'abduction provoquée amène au côté externe du membre la formation d'un angle, plus accentué qu'à l'état normal. Si, à ce moment, on porte le doigt au sommet de l'angle formé en dedans par le coude, on ne sent plus le ligament ; mais, à sa place, on rencontre un espace libre, formé dans lequel on pénètre, par l'interligne articulaire, et qui redisparaît lorsqu'on remet le membre dans l'abduction.

Le traitement de l'entorse du coude a pour indication principale de faire disparaître l'épanchement, toujours considérable ; cet épanchement se faisant, en général, dans une région compliquée au point de vue du jeu des tendons, des insertions musculaires et des surfaces articulaires, est extrêmement dommageable.

On devra, après avoir placé le membre dans une position stable, intermédiaire entre l'extension complète et la flexion à angle droit, commencer par un effleurage centrifuge partant de l'épaule pour aller à la région du poignet, à la face antérieure ; ce même massage sera poursuivi à la face postérieure du bras, depuis le tiers supérieur de l'humérus jusqu'à l'endroit où l'appui de l'avant-bras le permettra. Le plus sage est d'insister notablement sur la face antérieure et interne de toute cette région, de façon à porter le maximum de l'effort sur le ligament latéral interne.

Lorsque le degré d'atténuation de la sensibilité sera suffisant, le médecin, placé sur le côté et un peu en avant du coude, commencera l'effleurage des gaines et des gouttières postérieures de l'articulation, avec la pulpe de l'annulaire, du médius et de l'indicateur de chaque main.

Cet effleurage, qui devra laisser de côté autant que possible les insertions du ligament latéral interne, ira en s'accentuant davantage au fur et à mesure que ce sera possible, jusqu'à se transformer en une friction des mêmes régions. A ce moment, on portera des manœuvres analogues sur le ligament latéral interne. On terminera par un effleurage et des frictions de toutes la région antérieure de l'avant-bras et de la face antérieure du pli du coude, exécutés simultanément au moyen de la pulpe des deux pouces; puis, on essaiera les mouvements de l'articulation : flexion et extension; et enfin, on terminera en essayant d'exécuter, dans l'axe du membre, une traction prudente, modérée, de façon à mettre, si possible, en état de tension le ligament latéral interne, sans toutefois provoquer une douleur assez vive pour ramener la contracture; en un mot, il faudra s'arrêter au seuil de la douleur supportable; puis, on terminera par un effleurage général centripète de toute la région.

Entorse du poignet. — L'entorse simple du poignet est très rare. Le plus souvent, elle s'accompagne d'un arrachement de l'extrémité inférieure du radius. Dans les cas où elle existe sans cette lésion osseuse, on trouve une douleur vive, surtout à la partie postérieure de l'articulation et au niveau des insertions ligamenteuses. Le gonflement peut être plus considérable que dans la fracture, et l'ecchymose apparaît plus rapidement. L'impotence fonctionnelle est absolue et généralement courte.

L'entorse simple guérit assez rapidement.

Il faut songer qu'elle peut être doublée d'une entorse radio-cubitale.

Enfin, le gonflement de la face postérieure de l'articulation fait souvent croire à la déformation en dos de fourchette des fractures du radius.

L'entorse du poignet doit être traitée, à peu de chose près, comme la fracture de l'extrémité inférieure du radius, que d'ailleurs elle accompagne souvent.

Après un effleurage général de l'avant-bras, placé sur un coussin assez dur, et maintenu dans une position intermédiaire entre la supination et la pronation, on fera porter avec plus de précision ce même effleurage sur la main, mise alors en supination, en suivant les gaines tendineuses depuis l'extrémité des doigts jusqu'à l'extrémité supérieure de l'avant-bras.

Appliqué au début d'une façon générale à toute cette région, soit au moyen de la pulpe des quatre doigts joints se déplaçant dans l'axe du membre, soit au moyen des deux mains travaillant alternativement et perpendiculairement à l'axe du membre, l'effleurage se fera petit à petit plus précis dirigé suivant la ligne des tendons, chacun d'eux étant pris pour ainsi dire en particulier, et effleuré par une gouttière étroite formée de l'angle existant normalement entre deux doigts joints.

Les mêmes manœuvres seront répétées sur la face antérieure de l'avant-bras, retourné alors vers la supination; ensuite, les pouces exécuteront sur la direction du ligament radio-carpien des effleurages, d'abord légers, puis plus profonds, enfin, transformés en frictions aussi accentuées que la sensibilité le permettra.

Lorsqu'on en sera arrivé à ce point, on pourra essayer des

mouvements élémentaires de l'articulation, que l'on terminera par une traction générale sur la main, exécutée avec assez d'intensité pour mettre en extension le ligament entorsé, mais assez prudemment pour ne pas réveiller une douleur persistante ou intolérable. Cette tentative ne doit être exécutée qu'après que l'on aura pu constater une modification appréciable, dans le sens de la diminution, du gonflement articulaire et péri-articulaire; elle sera suivie par un nouvel effleurage lent, régulier, centripète cette fois ; après quoi, on roulera autour de l'articulation lésée, ou une bande élastique fine, ou une bande de crêpe Velpeau, embrassant le carpe et remontant sur toùt le tiers inférieur de l'avant-bras.

Pour l'articulation du poignet, comme pour toutes celles du membre supérieur, dont nous venons de parler, le résultat immédiat ne doit pas être considéré comme suffisant, il doit être suivi d'un traitement kinésithérapique ayant pour but de redonner à l'articulation sa souplesse complète ; au ligament entorsé, sa texture primitive; aux muscles, leur force antérieure.

On trouvera le détail de cette dernière partie à propos de l'entorse la plus fréquente, celle de l'articulation tibio-tarsienne.

Entorse des doigts. *Phalangettes.* — Cette entorse est caractérisée par une flexion à angle droit ou obtus de la phalangette sur la phalangine et par l'abolition des mouvements spontanés.

Il y a, en plus, une tuméfaction de l'articulation, et pas toujours une ecchymose dorsale.

Il persiste assez souvent de la raideur, une flexion de la phalangette sur la phalangine ; et, dans quelques cas, une atrophie de l'extrémité du doigt.

Une des complications les plus fréquentes est une arthrite traumatique, parfois assez violente.

Entorses phalango-phalanginienne et métacarpo-phalangienne. — Dans ces entorses, la douleur siège au niveau de l'interligne, effacé par un épanchement souvent considérable. Le mouvement provoque parfois une crépitation, le plus souvent d'origine sanguine. Les mouvements de latéralité sont amples ; les mouvements de flexion sont gênés. L'ankylose incomplète est la conséquence fréquente de cette lésion.

Dans les entorses des doigts, l'absence de parties péri-articulaires impliquant la facile accession de l'articulation, donne au traitement une apparence infiniment plus fruste ; il consistera presque uniquement en un effleurage longuement prolongé partant depuis l'ongle, pour aller jusqu'au poignet en suivant la direction du tendon extenseur, pour le dos de la main ; allant de la pulpe du doigt jusqu'au premier pli de flexion de la paume de la main, pour la face palmaire.

S'accompagnant d'un effleurage latéral de toutes les faces latérales du doigt, suivant que la sensibilité le permet, de frictions sur les quatres faces de l'articulation ; de mobilisation du doigt et de tractions dans l'axe, comme il a été dit pour les autres complications.

Ce traitement, qui doit être commencé précocement, devra être poursuivi plus longuement qu'il ne paraît au premier abord, à cause de la fréquence d'une arthrite secondaire, qui pourrait compromettre les faciles mouvements de ces petites articulations. Cette complication se rencontre assez souvent et est fort gênante dans l'entorse de l'articulation métacarpo-phalangienne.

Dans cette dernière entorse, on aura à s'occuper de l'atrophie musculaire des lombricaux et des interosseux.

Entorse de la hanche. — Il s'agit ici d'une lésion rare que, pour ma part, je n'ai jamais vue. Elle est caractérisée, disent les classiques, par une douleur vive siégeant à la face antéro-interne de l'articulation, et s'accompagnant d'impotence presque complète. Ce sont les seuls signes que l'on puisse observer, à raison de l'épaisseur de la couche musculaire qui recouvre la jointure.

C'est dire que, pour le diagnostic, la radiographie sera nécessaire, et que le traitement rencontrera, du fait de la topographie, de sérieux obstacles.

L'entorse de la hanche doit être peu facile à soigner, l'articulation située dans la profondeur est à peine accessible à la mobilisation. Ceux qui s'occupent de mécanothérapie savent combien, même avec des artifices mécaniques ingénieux, il est difficile de fixer le bassin ; et, en général, lorsqu'il y a de la contracture des pelvi-trochantériens, toute mobilisation de la hanche se traduit par une mobilisation en bloc du bassin. Il semble qu'on n'ait à attendre quelques résultats que d'un massage superficiel de toute la région, cherchant par voie réflexe à obtenir la décontracture des muscles adjacents, puis d'une mobilisation prudente graduelle et faite le plus souvent sous forme d'exercices libres par le malade lui-même.

Entorse du genou. — Ses causes habituelles sont la chute avec la jambe en flexion et le pied en dehors ; ou les mouvements brusques d'abduction ou d'adduction accompagnés de rotation du membre.

Elle est presque toujours due à la rupture du ligament latéral interne, ou tout au moins à son arrachement, partiel ou total. Il peut y avoir arrachement osseux au niveau de l'insertion du ligament. J'ai vu récemment un cas d'entorse du genou où l'unique lésion était cet arrachement osseux assez haut situé, pour que la séreuse n'ait réagi que très faiblement.

Dans les cas ordinaires, une hémorragie abondante, intra-articulaire se produit; le gonflement de l'articulation survient assez rapidement, et la température locale augmente. Cet épanchement, rapide dès les premières heures, est en général hématique ; lorsqu'il ne survient que tardivement, il est accompagné de symptômes d'irritation des tissus péri-articulaires; il est au contraire, en général, hydrique.

On observe mécaniquement de la mobilité latérale du genou, et parfois le choc des condyles sur le plateau tibial.

Outre la déchirure du ligament latéral interne, on observe, dans une forte proportion des cas, la déchirure des ligaments méniscaux-antérieurs, ou, sinon la déchirure, tout au moins un tiraillement suffisant pour que les saillies méniscales apparaissent sensibles au toucher.

Enfin, une ecchymose se produit parfois dans la gouttière latérale située de chaque côté de la rotule, et vient recouvrir, en remontant, le cul-de-sac synovial supérieur.

L'entorse du genou présente un pronostic des plus sérieux. Outre qu'elle peut être le point de départ d'arthrites ultérieures, elle entraîne avec elle des désordres de la marche, graves parfois, des atrophies des muscles, enfin, la récidive, qui est fréquente, fait très souvent du membre atteint un membre véritablement infirme.

Le traitement de l'entorse du genou est dominé avant tout par le traitement de l'épanchement articulaire qui en est la conséquence obligée presque toujours. Ce traitement particulier de l'hydarthrose ou de l'hémarthrose est décrit dans un chapitre à part (voir p. 199).

Au point de vue de l'entorse, il y a donc à rappeler ici

qu'il faut exécuter d'abord un effleurage de la face antérieure du membre ; la face postérieure est difficile à atteindre dans les premiers jours qui suivent le traumatisme, à raison de l'extrême difficulté avec laquelle on peut déplacer le genou.

Après cet effleurage portant plus particulièrement sur le ligament latéral interne et sur les régions accessibles de la synoviale, on essaiera, lorsque le gonflement péri-articulaire sera diminué, d'exercer des frictions et sur les ligaments latéraux, et sur la séreuse au niveau des dépressions qui sont de chaque côté du tendon rotulien et du tendon tricipital. A ce moment, et à supposer que l'articulation soit vide de son contenu liquide, en plaçant le genou en demi-flexion, on pourra essayer, avec la pulpe des deux premiers doigts de chaque main, d'aller exercer des frictions dans la profondeur de l'interligne articulaire. Cette manœuvre a souvent comme résultat de faire disparaître des douleurs persistantes, localisées dans les surfaces articulaires en présence.

On n'oubliera pas pour cette articulation, comme pour toutes celles dont nous avons parlé jusqu'à présent, quand on aura pu faire exécuter les mouvements ordinaires de flexion et d'extension, d'employer les mouvements de traction ; et enfin, on se rappellera ce fait cité par Malgaigne, de boiterie persistante, malgré la presque restitution de tous les mouvements et ne cédant qu'après avoir obtenu la flexion tout à fait complète en faisant toucher le talon à la fesse.

Quant au traitement consécutif, dont l'importance est considérable, on se reportera aux détails que nous avons donnés à propos de l'épanchement articulaire (voir p. 20).

Entorse du cou de pied. — Les entorses du pied sont rarement causées par des mouvements forcés d'extension et de flexion, ou par des mouvements d'abduction. L'entorse par adduction est la plus fréquente.

Dans les cas légers, elle est le plus souvent limitée à l'articulation tibio-tarsienne. Dans les cas graves, elle retentit sur les articulations voisines. Dans les cas les plus bénins, au contraire, le traumatisme n'intéresse que les coulisses des tendons extenseurs et les aponévroses, qui jouent, au pied, le rôle de ligaments articulaires.

La douleur, très vive au début, est due à la distension des ligaments externes de l'articulation tibio-tarsienne et médio-tarsienne, en particulier du faisceau antérieur de ce premier ligament. Elle est accompagnée d'impotence fonctionnelle incomplète.

Très rapidement, le gonflement survient, souvent très considérable, et presque toujours accompagné d'ecchymose.

L'entorse externe se reconnaît à l'existence d'un point douloureux sur le bord antérieur de la malléole externe. On trouve assez souvent une vive sensibilité au niveau de l'interligne scaphoïdo-astragalien.

L'adduction est très douloureuse. Le ligament annulaire antérieur du tarse et le ligament externe peuvent être rompus quand le traumatisme revêt une certaine violence.

Dans l'entorse interne, variété plus rare, la douleur est vive au niveau de la malléole interne, et sur le trajet du tendon du jambier antérieur. Cette entorse est très souvent compliquée de fracture du péroné.

L'entorse médio-tarsienne est associée le plus souvent à l'entorse tibio-tarsienne et se reconnaît au point douloureux situé dans l'excavation astragalo-calcanéenne, et à la tuméfaction qui siège sur le dos du pied, (au niveau de l'insertion du pédieux ?)

En général, le pronostic des entorses légères du pied n'est

pas grave. Quand le traumatisme a été plus accentué, il persiste très fréquemment de la raideur de l'articulation, de la contracture musculaire persistante, qui peut devenir une des causes de la tarsalgie des adolescents. En outre, la récidive est fréquente.

Quelle que soit la variété anatomique à laquelle on a affaire, le traitement, dans ses grandes lignes, est toujours le même.

Le membre blessé sera placé horizontalement, soutenu par un coussin semi-rigide, de façon à ce que l'extrémité du talon dépasse légèrement et porte à faux.

Le traitement consistera d'abord en un effleurage très léger de toute la région, exécuté, la main se dirigeant perpendiculairement à l'axe du membre. Les traits d'effleurage, si l'on a affaire à un malade très pusillanime, porteront d'abord uniquement sur la partie de la jambe sus-jacente à l'articulation. Dans la plupart des cas ordinairement, on commencera à la racine des orteils pour aller lentement, avec une extrême légèreté, jusqu'à l'articulation du genou.

Les manœuvres seront exécutées avec les deux mains, et successivement, avec une grande lenteur, une parfaite régularité et de façon à ce que le malade n'ait même pas la sensation du poids de la main. Au bout de cinq à six minutes, on pourra augmenter la pression et laisser franchement porter la main par tout son poids. On changera alors de situation, pour se placer au bout du pied, là se servant en même temps des deux mains, les doigts partiront de la racine des orteils, suivront la face antérieure du tarse, en se rapprochant, de façon à ce que les huit doigts joints et parallèles à l'axe du membre forment une espèce de gouttière en se dirigeant vers le haut de la jambe.

Un trait sur deux suivra cette direction ; dans l'autre, au contraire, les mains divergeront rapidement de façon à passer chacune sous et derrière une des malléoles, se rejoignant au niveau du talon d'Achille, les huit doigts joints ensemble comme précédemment, et continuant le long des muscles du mollet, autant que le permettra l'appui de la jambe sur son coussin.

Lorsque l'anesthésie sera suffisante — ce que le médecin reconnaîtra à la liberté plus grande avec laquelle il peut passer dans la région malléolaire sans provoquer de mouvements de défense, de contractions douloureuses, de changement de l'expression du malade — il essaiera plus particulièrement, par des frictions circulaires exécutées dans les endroits où le gonflement est maximum, de le faire disparaître. Ces frictions pratiquées pendant une ou deux minutes, puis coupées d'intervalles d'effleurages — d'après la seconde technique décrite — devront continuer inlassablement jusqu'à ce qu'une pression exploratrice exercée sur le ligament particulièrement atteint par l'entorse (faisceau supérieur du ligament latéral externe de l'articulation péronéo-astragalienne) soit supportée sans douleur. On les fera suivre d'un effleurage complet et étendu de tous les muscles de la jambe jusqu'à ce que ces derniers ne présentent plus aucune trace de contracture.

Le moment sera venu alors d'employer une méthode décrite par les anciens auteurs — et que, pour ma part, j'ai toujours trouvée fructueuse — d'appuyer sur le talon antérieur du pied, de façon à mettre dans l'extension modérée le tendon d'Achille.

Dans cette nouvelle position, on recommencera l'effleurage rétro-malléolaire, en insistant particulièrement sur l'espace celluleux compris entre le tendon et les malléoles, en même temps qu'au moyen de frictions, exercées par chaque main avec la pulpe des deux premiers doigts, on essaiera pour ainsi dire de pénétrer dans l'interstice articulaire.

Au bout de quelque temps de ces manœuvres, on essaiera d'imprimer à l'articulation des mouvements de flexion et d'extension, de latéralité et de circumduction. Le résultat à atteindre est que ces mouvements soient à peu près indolores. Si, après quelques-uns, on s'aperçoit que le malade souffre, et en particulier qu'il a tendance à rétracter les muscles de la jambe, pour se défendre contre le mouvement imprimé, on abandonnera cette tentative, on reviendra à l'effleurage et aux frictions circulaires pendant quelques minutes encore jusqu'à ce qu'une nouvelle tentative réussisse.

Les mouvements, qui ne devront pas être très étendus comme amplitude, seront continués avec lenteur et régularité pendant quelques minutes. On les terminera en exerçant des tractions assez énergiques sur le tendon d'Achille en saisissant à pleine main le calcaneum et en essayant, avec beaucoup de prudence, de tirer sur le ligament entorsé dans le sens producteur de l'entorse. Cette dernière tentative, toujours douloureuse, peut cependant être rendue favorable si on la fait progressivement et avec un peu de timidité. D'ailleurs la règle est que, après la douleur immédiatement provoquée, il y ait une sédation assez manifeste.

Lorsqu'on a atteint ce dernier but, il ne reste plus à faire que quatre à cinq minutes d'effleurage de tout le pied et de toute la jambe, face antérieure et postérieure, placer le bandage compressif, légèrement immobilisateur; la séance peut être considérée comme terminée.

Comme je le disais au début, elle aura duré très souvent près de trois quarts d'heure à une heure.

Si l'entorse était légère, on pourrait, en aidant le malade et en veillant surtout à ce que, dans sa crainte de souffrir, il ne fasse aucun faux mouvement, lui faire esquisser deux ou trois pas. Cet essai est plus important d'ailleurs au point de vue psychologique qu'au point de vue kinésithérapique propre ; mais il y a utilité à ce que vous quittiez le malade persuadé qu'il est inutile de se raidir, et, par conséquent, tout disposé à laisser ses muscles dans le relâchement le plus complet et à imprimer à l'articulation ces mille petits mouvements, mi-conscients, mi-volontaires, qui seront, après votre départ, la mobilisation la plus efficace.

Lorsque au traitement kinésithérapique, on aura joint des pratiques balnéaires : air chaud, eau chaude, sable chaud, il y aura intérêt à pratiquer la séance de massage immédiatement après le bain, de façon à profiter dans une certaine mesure, et de l'activité circulatoire apportée dans la région, et surtout de l'anesthésie provoquée par une température élevée.

CHAPITRE II

LUXATIONS

KINÉSITHÉRAPIE GÉNÉRALE DES LUXATIONS

Au point de vue kinésithérapique, la réduction manuelle des luxations devrait rentrer dans les manœuvres du massage. Dagron a d'ailleurs préconisé un procédé général de réduction, qui consiste à faire, avant toute tentative de reposition, un massage doux et prolonge de la région.

En suivant cette méthode, on peut constater dans un certain nombre de cas la réduction spontanée. Les muscles, qui maintenaient les os hors de leurs rapports, se relâchent, l'extrémité osseuse tend à reprendre sa place, un craquement se fait entendre : la réduction est opérée. Dagron et Saquet (de Nantes) en ont publié des cas intéressants.

Sans empiéter sur la discussion, qui sera exposée à propos des suites éloignées des luxations, il faut noter que la tendance actuelle, parmi les chirurgiens, est de diminuer au possible le traumatisme causé par la réduction.

Tout dernièrement, dans les sociétés savantes, l'orientation des discussions a montré qu'il fallait se mettre en garde contre le procédé de Köcher : faux procédé de douceur, très capable d'augmenter la déchirure de la capsule ou de provoquer des ruptures osseuses. Et M. Gallois a décrit, pour l'épaule, un procédé excessivement doux, qui devra servir de type pour les autres articulations.

Quel que soit le procédé que l'on choisisse, ce sera faciliter le traitement kinésithérapique qu'utiliser une méthode de douceur ; et, si cette méthode échoue, d'employer immédiatement l'anesthésie générale, plutôt que recourir à des manœuvres de force.

Après l'intervention du chirurgien, on se trouve en présence des troubles occasionnés par une entorse grave. L'indication la plus urgente est de hâter la résorption de l'épanchement sanguin intra-articulaire, ou extra-articulaire.

Cet épanchement, toujours assez considérable, peut rester souvent insidieux, et comme enkysté dans certains interstices musculaires. Récemment, j'ai pu voir une ecchymose apparaître à l'extrémité distale d'un avant-bras, seulement quinze jours après une luxation du coude, et quarante-huit heures après que l'on eut commencé le massage du membre.

Il faut, en plus, s'occuper des troubles tendineux musculaires et des lésions de la capsule.

Notre opinion, conforme en cela à ce que viennent de révéler les récents travaux sur le pronostic éloigné des luxations, est qu'il faut commencer les mouvements passifs le plus tôt possible. Ils peuvent être exécutés *toujours*, sans danger ni pour le présent, ni pour l'avenir, à condition de leur donner une faible amplitude, et de n'essayer que tardivement ceux qui peuvent amener une récidive de la luxation.

Quant à l'immobilisation du membre après réduction, qu'elle soit coupée ou non par des séances de traitement kinésithérapique, elle doit être aussi peu stricte que possible pour le membre supérieur ; et, pour le membre inférieur, n'être réalisée qu'autant qu'elle est nécessaire pour éviter, à l'occasion d'un mouvement intempestif, une récidive.

Conséquences éloignées en rapport avec le traitement

choisi. — La luxation traumatique est un déplacement temporaire des surfaces articulaires des os. Quels que soient l'endroit et la forme du traumatisme, on trouve des caractères communs à toutes les variétés.

Dans toutes, on constate une rupture de la capsule et des ligaments ; une élongation des muscles, voir même des déchirures vers leurs insertions ; une élongation des nerfs, de légères ruptures vasculaires amenant un épanchement sanguin parfois assez considérable ; enfin, de la douleur avec ses conséquences : gêne du mouvement et contracture de défense musculaire, complète le tableau des dégâts occasionnés par la luxation.

L'étiologie n'a d'importance, au point de vue kinésithérapique, qu'en ce qu'elle permet de faire soupçonner un traumatisme osseux concomitant, nécessitant un traitement un peu spécial.

Le traitement manuel a deux buts à poursuivre : chercher à diminuer l'acuité des symptômes immédiats de l'accident, et surtout éviter les suites de la luxation, qui font de ce traumatisme une affection plus grave et beaucoup plus dangereuse qu'on ne semblait le croire jusqu'à présent.

On se servira contre la douleur, très vive en général avant réduction, de l'influence anesthésiante du massage. Contre l'épanchement sanguin, que nous devons considérer comme un des facteurs les plus importants des transformations fibreuses, et, par conséquent, des raideurs consécutives, on emploiera l'action, sur la circulation, du massage et des mouvements.

C'est encore la kinésithérapie qui permettra d'exciter, par voie réflexe, la tonicité musculaire ; ou d'obtenir, au contraire, la décontracture des muscles moteurs de l'articulation : cela pour les premiers temps qui suivent l'accident. Puis, très vite, il faudra songer aux suites éloignées, lesquelles sont, en général, graves et tenaces. L'une d'elles, l'atrophie musculaire, est inévitable, étant due non pas tant à l'immobilisation prolongée qu'à l'effet réflexe de tous les traumatismes articulaires, ainsi que j'ai pu le voir récemment sur un malade, très fortement musclé, dont la luxation fut réduite quelques secondes après l'accident qui, immédiatement après, commença à se livrer à des mouvements méthodiques, les continua ensuite avec beaucoup de ténacité et néanmoins présenta, à partir du troisième jour, une atrophie facilement constatable par la vue et le toucher.

Enfin, l'excitation que l'on peut obtenir du système nerveux, au point de vue de la trophicité, devrait donner à la kinésithérapie une place des plus importantes dans le traitement des suites de la luxation.

On voit, dès maintenant, qu'il faut s'attendre à des douleurs prolongées, de la raideur articulaire, des contractures et de l'atrophie musculaire, à des troubles trophiques.

Tout cela, on le savait en détail ; et pourtant, il était d'opinion médicale courante de dire qu'une luxation, lorsqu'elle était bien remise, guérissait vite et sans laisser de traces.

Or, seul, le kinésithérapeute, chargé de soigner dans leurs suites ces sortes d'accidents, connaissait la longueur du traitement, ses difficultés et la médiocrité des résultats obtenus.

Tout récemment, les publications de Kuttner[1], d'Imbert et Dugas[2] et de Lenormand[3] viennent de révéler au grand public médical ce que nous savions déjà, à savoir que, malgré

1. Sur le pronostic des luxations traumatiques. *XXXVIIe Congrès allemand de chirurgie*, avril 1908.

2. Ce propos du pronostic éloigné des luxations de l'épaule. *Rev. de Chirurgie*, février 1911.

3. Résultats fonctionnels éloignés des luxations de l'épaule. *Presse médic.* n° 20, 11 mars 1911.

une réduction faite dans de bonnes conditions, les résultats éloignés s'accompagnent de troubles fonctionnels et de phénomènes douloureux qui, dans les meilleurs cas, se prolongent pendant plusieurs mois.

Lucas-Championnière, dans un article[1] inspiré par ces publications, attire sur ces faits l'attention des chirurgiens et démontre la fausseté de cette assertion de Malgaigne :

« Une luxation simple, récente, est généralement facile à réduire. Réduite, elle ne demande guère plus d'un mois pour la consolidation de l'articulation et le rétablissement des mouvements. »

Voici ce que contenaient ces publications retentissantes.

L'enquête de Kuttner a porté sur 160 cas de luxations récentes de l'épaule, observées dans son propre service :

Sur 54 observations complètes, 7 sujets seulement (soit 13 p. 100) avaient recouvré la capacité fonctionnelle antérieure du membre. Pour 14 sujets, la mobilisation était bonne, mais la force musculaire était abaissée à la moitié de sa valeur normale : ce qui donnait 26 p. 100 de médiocres résultats. Enfin, 33 sujets (soit 61 p. 100 des blessés) gardaient des troubles parfois graves de la motilité articulaire, et des incapacités graves.

Imbert et Dugas ont exposé les résultats de 15 cas : 4 leur ont donné des résultats satisfaisants ; 2 des résultats mauvais.

Qu'il s'agisse de sujets traités régulièrement dans les établissements orthopédiques, ou de sujets abandonnés à eux-mêmes, le pourcentage est le même.

Lenormand, cherchant à établir la cause de ces troubles, les rattache en général à des lésions osseuses et à des lésions nerveuses. Il est vrai que les premières sont fréquentes : la

1. *Journal de médecine et de chirurgie pratiques*. 25 mars 1911.

radiographie nous a montré que beaucoup de luxations se compliquent d'arrachements parcellaires (des tubérosités humérales, par exemple). Cette théorie a amené des chirurgiens comme Bardenheuer et Wohlgemuth à soutenir que les troubles fonctionnels éloignés des luxations de l'épaule étaient toujours en rapport avec quelque fracture juxta-articulaire.

Il y a pourtant des luxations simples, sans la moindre fissure, ni le moindre arrachement osseux, qui laissent après elles des épaules enraidies et impotentes.

En ce qui concerne les lésions nerveuses : compressions, élongations, il semble qu'on ne puisse leur faire jouer qu'un rôle secondaire dans l'étiologie de ces troubles. Elles sont d'ailleurs assez rares. Kuttner n'en signale que 2 cas ; Imbert, Dugas 2 autres, et tous concernant des paralysies du circonflexe.

Quelques articulations, le coude en particulier, peuvent présenter des suites graves, à cause de la facilité qu'ont les muscles, qui s'y insèrent, d'y faire des ostéomes. Mais ce sont là encore des cas faciles à déterminer par l'examen clinique.

Jusqu'à présent, rien ne permet dans un cas donné de prévoir ce que sera l'avenir fonctionnel d'une articulation luxée : ni sa variété anatomique, ni l'âge, ni l'état antérieur du malade.

J'ai vu récemment une luxation postéro-inférieure de l'épaule, pour laquelle on considère, en général, le résultat éloigné comme toujours mauvais, guérir en quelques semaines, sans laisser aucune espèce de troubles.

On ne peut non plus attacher aucune espèce d'importance au moment de la réduction. Des cas, réduits au bout de quelques heures, ont eu une issue désastreuse ; alors que l'un des résultats *parfaits* de Kultner a été obtenu dans une luxation réduite seulement après quatre semaines.

Enfin, le traitement par le massage et la mécanothérapie, même poursuivi avec exactitude et persévérance, ne met pas à l'abri de ces infirmités. La plupart des malades de Kuttner, d'Imbert, Dugas avaient été soignés pendant des mois dans des établissements de mécanothérapie ; et même, Schmidt a pu, en se basant sur son expérience propre, rapporter ces mauvais résultats à l'emploi trop hâtif de la mobilisation.

Kuttner s'était demandé si l'immobilisation d'une semaine, qu'il imposait à ses malades, n'était pas trop prolongée ; et Lenormand conclut qu'il serait légitime de faire quelques essais dans ce sens, étant donné l'insuffisance habituelle du traitement classique.

Pour Lucas-Championnière, la seule cause de l'infirmité est le traitement. « L'immobilisation est la grande coupable des infirmités consécutives à la réduction des luxations de l'épaule. Il faut y ajouter la brutalité des manœuvres de réduction, puis de mobilisation. »

Le dernier membre de cette phrase doit être relevé ; d'une part, parce qu'il coïncide avec l'opinion exprimée par Schmidt[1], qui se base sur l'étude de 27 cas rencontrés à Kiel de 1900 à 1908, d'autre part, parce qu'il semble correspondre à un très grand nombre de faits et que jusqu'à présent on ne l'a pas mis assez en valeur.

J'ai pu voir tout récemment un malade, jeune, fort, dont la luxation fut réduite dans les vingt-quatre heures qui suivirent l'accident, avoir une épaule à demi ankylosée, par suite du massage et des manœuvres brutales auxquels le soumit un empirique réputé, P..., appelé pour ce traitement.

Lucas-Championnière ajoute encore : « La mobilisation

1. Sur le pronostic de la luxation de l'épaule et de luxation du coude en arrière. *Deutsche Zeitschr. für Chirurgie*, I, CLX nos 1 et 2, mars 1911.

immédiate, bien dosée, avec le massage anesthésiant, doux et progressif, sont les seules manœuvres utiles et profitables. »

Enfin, le 14 février dernier, il présentait à l'Académie de Médecine un travail du chirurgien de Marbaix (d'Anvers), où l'on pouvait relever les chiffres suivants, dans ce qui a trait aux luxations de l'épaule.

Dans une première série, étaient rangés les malades mobilisés au bout de quinze jours — la durée moyenne du traitement était de cent vingt et un jours : le nombre des invalides de 40 p. 100.

Dans une seconde série, on a mobilisé après un délai de cinq jours — la moyenne du traitement était de dix-neuf jours : il n'y avait plus d'invalides.

Enfin, 3 épaules avaient été mobilisées immédiatement après la réduction, la durée avant la reprise du travail était de huit, neuf, dix jours seulement.

Trois épaules avaient été mobilisées le troisième jour après la réduction, avec des délais de vingt-neuf, trente et trente-cinq jours.

Une épaule avait été mobilisée le cinquième jour : la reprise du travail n'eut lieu que trente-neuf jours après.

Ces statistiques plaident donc en faveur d'une mobilisation précoce ; non seulement précoce, mais immédiate.

Les constatations du médecin en chef à l'École d'Application de Cavalerie, de Saumur, sont aussi concordantes.

Il y a eu 200 cas de luxation de l'épaule : pas un seul, dit-il, n'a empêché le malade atteint de reprendre son service à cheval, ordinairement dans un délai de trente à quarante jours au maximum.

Bardenheuer[1] estime, lui aussi, qu'il faut accuser le ban-

1. XXXVIIe *Congrès de la Soc. allemande de Chirurgie*. Berlin. 21-24 avril 1908.

bage, qu'on a coutume de placer pour immobiliser l'articulation pendant une huitaine de jours.

Anatomiquement, en dehors des résultats fonctionnels dont nous venons de parler, on constate en général, comme suites éloignées des luxations : des craquements articulaires, des atrophies des muscles pour l'épaule, du deltoïde, plus particulièrement encore de son faisceau postérieur; des paralysies, dont un cas intéressant a été décrit par M. Moreau [1], comme résultat de la compression amenée par le liquide épanché dans les tissus voisins du nerf. (Il est plus fréquent que la déchirure de la partie antéro-inférieure de la capsule s'accompagne d'une hémorragie, qui est le point de départ d'un processus fibreux, pouvant donner lieu à une périnévrite [2].)

On trouve encore parfois des névrites, de cause externe ou d'ordre réflexe; des myélopathies traumatiques ; une hypertrophie interstitielle des os ; un épaississement des ligaments, qui va souvent jusqu'à l'ossification.

De ces constatations, il résulte comme indication primordiale que le traitement doit essayer d'obtenir : 1° une mobilité précoce de l'articulation, pour parer aux troubles mécaniques résultant des modifications des tissus ; 2° la résorption rapide des hématomes axillaires, qui sont l'amorce d'une transformation fibreuse, que nous avons appris à connaître comme si dangereuse.

LUXATIONS EN PARTICULIER

Luxations de la mâchoire. — Après réduction, il n'y a pas,

1. *Presse méd.* 30 mars 1910. Paralysie du plexus brachial à la suite d'une luxation de l'épaule.

2. Furner Thomas. Lacération de la portion axillaire de la capsule articulaire de l'épaule comme facteur étiologique des paralys. traumat. de l'extrêm. supér.

en général, à s'occuper de la mobilisation, que le malade exécute lui-même spontanément, dès que la douleur le permet.

Contre la douleur, on pratiquera un massage léger dans la région du tragus et le long des musles masticateurs.

Luxations de la clavicule. — Ces luxations présentent un grand nombre de variétés, en général peu fréquentes et peu intéressantes. De plus, ici, la restitution *ad integrum* de l'article n'est pas aussi nécessaire que pour les articulations des membres.

Dans *la variété pré-sternale*, qui est une des plus fréquentes, le pronostic est bénin. Elle n'offre donc que peu d'intérêt au médecin. Il persiste une difformité légère ; les mouvements du bras reprennent leur force et leur amplitude dès que la douleur en permet l'exercice.

On peut escompter la guérison (j'entends non seulement la guérison de l'article lésé, mais la restauration des fonctions du membre supérieur) en trois à quatre semaines.

Variété acromio-claviculaire. — Ici, l'articulation scapulo-humérale est souvent immobilisée par la douleur. Il peut être utile de soutenir le bras pendant quelques jours avec une écharpe. Les muscles moteurs de l'épaule souffrent de cet accident et se mettent en état de contracture. Le traitement qui devra viser presque cette unique indication se composera d'abord de l'effleurage déjà indiqué pour les fractures de l'extrémité supérieure de l'humérus : effleurage centrifuge partant de la région haute du cou pour descendre le long du bras jusqu'au delà de l'insertion du deltoïde ; puis d'un effleurage suivant la direction des fibres du grand pectoral; on y joindra un effleurage centrifuge le long du sterno-cléido-mastoïdien ; un effleurage exécuté avec la paume de la main à plat sur l'articulation luxée, en débordant largement cette région ; puis un effleurage plus précis exécuté avec un ou deux pouces sur l'interligne articulaire même et les ligaments qui réunissent les deux surfaces ; pour finir, mouvements passifs de l'articulation scapulo-humérale ; esquisse de quelques mouvements d'élévation en bloc de l'épaule, soit en portant la main directement sous l'aisselle, soit en se servant de l'humérus comme de levier ; mouvements de torsion, de flexion de la tête dans divers sens.

Faire commencer très vite les mouvements actifs du bras, insister sur ceux nécessités, par exemple par l'élévation du bras au-dessus de l'horizontale, comme placer la main sur le sommet de la tête.

Luxations de l'épaule. — Il est utile pour le kinésithérapeute de faire le diagnostic assez exact de la variété parce que, dans chacune d'elles, certains muscles sont plus particulièrement lésés, que parfois ces muscles lésés sont de la couche profonde, peu accessibles au palper, que l'on pourrait négliger de leur accorder une attention suffisante.

Dans les variétés antéro-internes (sous-coracoïdiennes, en général), le biceps et le coraco-brachial sont fortement tendus ; le tendon du sous-scapulaire est lésé ; le sus-épineux et le sous-épineux sont parfois décollés à leur insertion humérale ; ce sont ces muscles dont il faut obtenir l'amélioration.

Dans la variété intra-coracoïdienne, les lésions sont à peu près les mêmes, quoique plus accentuées. Songer que parfois le tendon de la longue portion du biceps est luxé, ce qui est une cause de gêne permanente des mouvements du bras, cause passée souvent inaperçue, après que la luxation est remise en place, la réduction ne ramenant pas toujours exactement le tendon dans sa coulisse.

Souvent, il y a eu un tiraillement du nerf circonflexe et compression des nerfs du plexus brachial.

Dans la variété sous-claviculaire, le sous-scapulaire peut être aussi déchiré.

Dans la variété sous-glénoïdienne, ce sont les muscles qui s'insèrent à la grosse tubérosité qui ont subi une élongation, ou qui ont été déchirés.

Dans les luxations en arrière, dans la variété sous-acromiale, c'est le tendon de la longue portion du biceps qui peut être rompu. Dans la luxation sus-glénoïdienne, les muscles de la grosse tubérosité ont subi le maximum du traumatisme, à l'exception le plus souvent du muscle petit rond.

Il est intéressant, à propos des luxations de l'épaule, de passer en revue rapidement les opinions des différents classiques quant aux indications thérapeutiques.

Cahier, dans le *Traité* Le Dentu-Delbet, conseille une immobilisation de huit jours, des mouvements peu étendus d'élévation et de rotation, et même pas de mobilisation s'il y a de la douleur.

Nélaton, dans le *Traité de chirurgie* Duplay-Reclus, conseille, à peu près dans les mêmes conditions, le massage et les mouvements.

Tillmanns n'admet le massage qu'après trois ou quatre semaines, Leser, au bout de dix à quinze jours ; Tillaux indique les mêmes délais. Ewald immobilise, par contre, pendant trois semaines. Par contre, Labbey, dans la *Nouvelle Pratique médico-chirurgicale*, conseille le massage après trois ou quatre jours d'immobilisation, Forgues et Reclus, après le sixième jour.

Je ne parle pas ici des idées de Lucas-Championnière ou de Dagron. que nous avons déjà exposées au chapitre « Traitement en général ».

Dupuy préconise le traitement précoce ; Schmidt, de Kiel, immobilise le bras pendant dix ou quatorze jours.

On voit que les opinions diffèrent ; en pénétrant davantage dans l'intention des auteurs, on s'aperçoit que leur conception différente du massage est probablement la cause de leur conception différente du traitement.

En général, si quelques-uns connaissent et apprécient la façon de procéder de l'Ecole française (méthode et procédés de Lucas-Championnière), d'autres semblent n'avoir connu que les résultats des empiriques les plus dangereux : pétrissage brutal des muscles endoloris, mouvements forcés des articulations lésées, le tout jusqu'à refus du malade ou aggravation de son état, propension à la luxation récidivante [1].

Le traitement de la luxation de l'épaule comporte d'abord une longue séance d'effleurage étendu depuis l'apophyse mastoïde jusqu'au delà du V deltoïdien, descendant le long du thorax, non seulement jusqu'à la limite de l'insertion inférieure du grand pectoral, mais encore près de la ligne axillaire, le long des dernières insertions du grand dentelé, et descendant largement en arrière jusqu'au-dessous de la pointe de l'omoplate.

Cet effleurage, d'abord centrifuge, sera au bout de quelques minutes, quand la sensibilité de la région le permettra, transformé en massage centripète couvrant les mêmes régions ; puis, avec la main étendue à plat, se modelant aussi exactement que possible sur les reliefs articulaires, on pratiquera des pressions douces, lentes et prolongées, des vibrations en masse du moignon de l'épaule, fructueuses au point de vue de la décontracture des muscles.

Ce type de massage ne devra cesser que lorsqu'on aura

1. De Gaye. Traitement des luxations récidivantes de l'épaule. *Th. de Bordeaux*, 1910.

obtenu une décontracture complète de tous les muscles de la région, qui doivent offrir une consistance élastique, souple, et non plus dure, ligneuse, irrégulière.

La mobilisation commencera le premier jour, après la première séance de massage. Il n'est pas nécessaire, pour obtenir un bon résultat, d'avoir dès le début des mouvements de grande amplitude : de tous petits mouvements, peu accentués, ni comme force, ni comme étendue, mais répétés assez souvent sont efficaces. Il sera bon de les exécuter, voire de les remplacer lorsque cela est nécessaire, en raison d'une vive sensibilité, par des vibrations transmises à l'articulation de l'épaule au moyen de l'humérus, tenu au niveau du coude dans la paume de la main du kinésithérapeute.

Ces mouvements ne devront avoir lieu que dans un sens : dans le sens opposé au mouvement qui a causé la luxation. Il n'y a donc qu'à se reporter, à propos de chaque variété, à la marche suivie par la tête humérale pour sortir de sa glène pour savoir quel mouvement doit être exécuté.

Pour la variété antéro-interne, en particulier, ce sont des mouvements d'élévation du coude en avant avec port du coude vers la ligne médiane.

Ce n'est qu'au bout de quelques jours qu'on commencera à imprimer au bras une propulsion plus accentuée en arrière.

A une période plus avancée du traitement on se servira de mouvements d'abduction. Ce n'est que tout à fait tardivement que l'on essaiera des mouvements de rotation, soit interne, soit externe, surtout s'ils sont combinés avec l'abduction du bras.

Une des parties les plus importantes du traitement sera constituée par les mouvement actifs.

Il faut obtenir du malade que dès les premiers jours il

mobilise activement son épaule. Il est certain que, d'une part la douleur, d'autre part les lésions des éléments articulaires l'empêchent de la faire ; néanmoins, si l'on veut bien se contenter de faire exécuter au bras une sorte de mouvement pendulaire n'exigeant qu'un minimum de contractions musculaires de l'épaule, on pourra obtenir quelques mouvements actifs.

Ces mouvements devront être répétés deux fois par jour, avec l'amplitude la plus grande que puisse permettre la douleur. D'ailleurs, dans quelques cas — et qui sont moins exceptionnels qu'on ne le pense — si la réduction est faite par un procédé de douceur, si elle a été suivie d'un massage judicieusement appliqué, si surtout le malade n'a pas d'appréhension, on peut le voir exécuter des mouvements étendus dès le jour même de l'accident.

J'ai vu dans une salle de boxe un jeune homme se luxer l'épaule, la réduction être faite instantanément de façon très empirique, mais suffisante, par le professeur de la salle, qui prétendait pouvoir le faire à raison de sa connaissance du jiu-jitsu; et le malade, sans pouvoir cependant reprendre des exercices violents, faire aussitôt après, sous sa direction, des mouvements excessivement étendus. La guérison de cette luxation ainsi réduite et ainsi traitée ne demanda que quelques jours.

Le port d'un bandage, que l'on a l'habitude de considérer comme nécessaire, nous paraît, le plus souvent, inutile, je dirai même nuisible. Il n'y a aucun danger, lorsqu'il s'agit d'un adulte, et qu'il n'est pas exposé de par sa profession à des risques de chute, de bousculade trop intense, à le priver de toute espèce de moyen de contention dans un appareil. Le malade sortira du cabinet du masseur, le bras pendant librement, avec la permission seulement de le placer commodément dans un pli du vêtement si la fatigue trop grande l'y oblige.

Au bout de quelques jours, les mouvements pendulaires que j'ai décrits seront modifiés : on les fera exécuter au malade tenant à la main une de ces bouteilles de bois : *massues indiennes, clubs*, dont se servent les athlètes pour leur entraînement. On les choisira de poids léger de façon à augmenter la pesanteur et la longueur du bras de levier mis en mouvement, sans pourtant fatiguer, ni tirailler des ligaments encore sensibles et des muscles demeurés irritables.

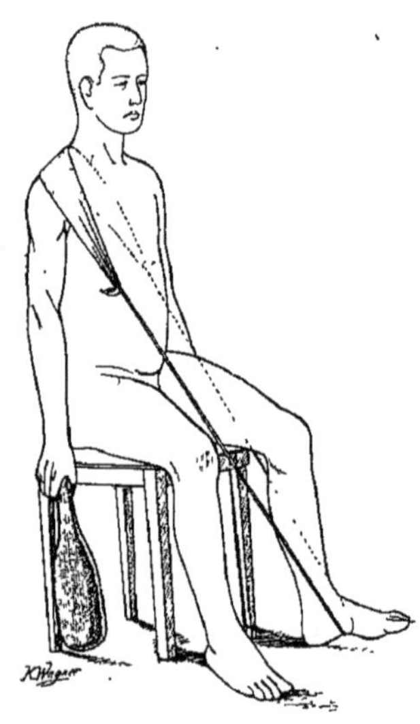

Fig. 27. — Utilisation de la massue pendant les mouvements entre pendulaires.

J'ai placé en tête du traitement, sur le même plan que l'effleurage du début, les mouvements actifs pour mieux en faire comprendre l'importance; mais, dans l'ordre naturel des choses, le plus souvent on se heutera à des nombreux obstacles pour arriver à les faire exécuter. Tout d'abord, la douleur. Chez beaucoup de malades, elle est lente à disparaître, même après un effleurage bi-quotidien (comme il est parfois nécessaire de le pratiquer), le malade souffre encore assez pour n'avoir qu'une idée : immobiliser, et immobiliser encore son épaule. Ce sont ces malades que l'on voit, non seulement maintenir le bras dans une écharpe, mais encore augmenter la stabilité du membre blessé en collant contre lui le membre sain; que l'on voit marcher penchés du côté lésé malgré que cette épaule soit maintenue relevée.

Chez eux, en dehors de la mobilisation passive, qu'il faudra faire avec infiniment de prudence si on ne veut pas réveiller, non seulement l'irritabilité de leurs muscles, mais leur appréhension, on ne pourra guère rien obtenir.

En plus, une luxation — même dans ses variétés les plus favorables, même avec une réduction aisée par un procédé de douceur — comporte des dégâts anatomiques assez considérables pour que ces derniers fassent obstacle à la libre pratique des mouvements modérés.

Enfin, le massage — outre les manipulations anesthésiante et de décontracture, que nous avons déjà exposées — devra comprendre des manœuvres plus étroitement spécialisées, visant les gaines des tendons, les espaces cellulaires périarticulaires, dans lesquels se font souvent des épanchements sanguins — amorces pour plus tard d'induration, de sclérose, de dépôts calcaires, par conséquent, de raideurs articulaires et d'ankyloses.

Suivant aussi la variété de la luxation, ce même massage devra, en dehors des territoires généraux indiqués ci-dessus, s'attaquer plus spécialement aux groupes musculaires, ou aux ligaments plus durement atteints dans telle ou telle variété. Ainsi dans la variété antéro-interne, il faudra penser aux tendons du sous-capulaire et à ceux des sus et sous-épineux.

Dans les luxations en arrière, s'attacher à l'amélioration du tendon de la longue portion du biceps, etc., etc.

Il y a une recherche qu'il est classique de faire : c'est celle de la sensibilité du moignon de l'épaule, son anesthésie étant considérée comme le signe d'une lésion du circonflexe. A ce propos, il faut savoir que la luxation, causée par une chute sur le moignon de l'épaule, s'accompagne de symptômes contusionnels donnant la même apparence que celle de la paralysie. Dans ces cas, le traitement kinésithérapique devra s'attacher à exciter, par des frictions directes, des pressions, les nerfs du plexus brachial.

Il y a là une question de difficile mesure : user de pratiques calmantes et résolutives du massage pour obtenir la décontracture des muscles de la région ; puis, leur infliger un traitement plus excitant : de façon à réveiller leur trophicité, et par action réflexe obtenir une influence sur les filets nerveux.

Il faut encore, avant d'en terminer avec la technique de ce traitement, signaler — outre le danger des récidives que peut présenter une mobilisation étendue ou brutale — une autre conséquence des traitements conduits trop durement : c'est d'obtenir chez des sujets jeunes, parfois jusqu'au delà de la vingtième année, une augmentation notable des dimensions de la tête de l'humérus, pouvant arriver à causer une raideur articulaire presque invincible. Si on s'obtine à faire subir à la tête de l'humérus des mouvements trop étendus, à tirailler les attaches semi-rompues par exemple des muscles sus et sous-épineux, grand, petit rond, on arrive à obtenir un épaississement du surtout fibreux capsulaire qui les recouvre assez considérable pour que, à la main, on perçoive l'augmentation du diamètre de la tête humérale.

J'ai vu un certain nombre de cas traités par des empiriques, avec plus d'énergie que de doigté, présenter cette complication.

Le traitement consistera, dans ce cas, à abandonner toute espèce de mobilisation étendue ou énergique ; à mettre le malade au repos en se contentant de mouvements menus, rapides et répétés en grand nombre, et des vibrations que l'on peut imprimer à la tête de l'humérus par le mouvement du coude tenu à pleine main.

Pour les atrophies consécutives à ces accidents, le traitement sera celui décrit au chapitre « Atrophies ».

Dans la luxation récidivante affirmée, la kinésithérapie est insuffisante; par contre, mise en œuvre précocement et de la façon indiquée ici, elle constitue le meilleur moyen prophylactique de cette affection. Elle est aussi le traitement de choix des suites d'interventions sanglantes pratiquées contre elle, comme de celles des opérations destinées à remédier aux luxations irréductibles.

Dans ces deux derniers cas, le traitement, composé de pressions, d'effleurage, de pétrissage du bras et de mobilisation de l'article, commencera dès la guérison de la plaie opératoire. Dans les premiers temps, les mouvements seront d'amplitude excessivement restreinte ; on ne cherchera à leur faire atteindre leur étendue maxima que vers la cinquième ou sixième semaine. Entre les mêmes limites on fera commencer presque aussitôt les mouvements actifs au malade.

Les mouvements de l'ordre de ceux aptes à reproduire la luxation ne seront jamais faits *passivement* dans la luxation récidivante, ils seront d'abord essayés prudemment sous la forme de *mouvements actifs* et seulement après la sixième semaine.

Luxations du coude. — *Variété en arrière.* — On trouve le biceps et le brachial antérieur tiraillés, souvent le nerf cubital contus. C'est à propos des luxations du coude que l'on met le plus souvent en garde contre le massage, surtout lorsqu'il existe à la face antérieure une tumeur hématique, car dans ce cas, le résultat serait, dit-on, d'irriter des tissus déjà enflammés, d'activer la transformation de cet épanchement sanguin en un ostéome. Il y a là la même erreur d'observation que nous avons déjà signalée à maintes reprises. Le massage employé de la façon décrite est, au contraire, formellement indiqué pour hâter, *sans augmenter l'irritation des tissus,* la résorption de l'épanchement hématique, et, par conséquent, pour mettre à l'abri dans la plus large mesure de cette redoutable complication. Il n'est d'ailleurs pas certain que l'on ne puisse, par des malaxations, empêcher l'évolution complète d'un ostéome. La tradition des empiriques et notre propre expérience, dans certains cas, nous font penser que, même lorsque l'on sent une tumeur de consistance déjà ferme, on peut encore en modifier suffisamment la nature pour éviter la formation d'un ostéome vrai. Cf. « Myosites ».

Luxation en dehors. — Là encore, le biceps et le brachial antérieur sont les plus atteints.

Dans *la luxation en dedans,* le nerf cubital est souvent contusionné.

Luxation de la tête du radius en avant. — Le ligament annulaire rompu donne lieu à des troubles persistants, dont l'origine est souvent méconnue.

En bas. — Le biceps est contracturé.

On placera le malade l'avant-bras reposant sur un coussin ferme de façon à ce que le coude soit en position moyenne entre l'extension et la flexion à angle droit. Les premières manœuvres devront porter sur les muscles de la face postérieure du bras, qui sont, en général, dans cette lésion, les moins contus, par conséquent, les moins douloureux. Après quelques minutes d'effleurage de cette région, on passera à la région antérieure des muscles de l'avant-bras, sur lesquels on pratiquera les mêmes manœuvres ; pour finir enfin par des traits d'effleurage plus allongés, partant presque du poignet pour remonter sur les muscles les plus douloureux de la face antérieure de l'articulation.

Cet effleurage sera, comme pour l'épaule, excessivement prolongé, suffisamment en tout cas pour que le malade déclare sentir une sorte d'anesthésie s'établir.

L'épanchement hématique, en général, assez intense, qui accompagne cette lésion, se perçoit à la face antérieure de l'articulation. On le traitera par des frictions douces et lentes, exécutées de chaque côté du tendon du biceps, au moyen de la pulpe des doigts; puis, par des frictions plus étendues faites avec la paume de la main (ou la pulpe des doigts si le membre est menu) appliquée sur toute la face antérieure du pli du coude.

Ces frictions auront pour tendance générale de chasser l'épanchement vers l'avant-bras maintenu en position légèrement déclive, où petit à petit la loi de la pesanteur le fera cheminer pour arriver jusque dans la région tendineuse du poignet.

C'est avec confiance que je préconise le massage spécial des muscles de la face antérieure du bras et de l'épanchement sanguin, car, en général, on ne le pratique pas suffisamment, d'où production de ces ostéomes qu'on redoute tant, et qui sont dus moins à l'excitation apportée par le massage qu'à l'action d'un massage insuffisant : insuffisant comme durée, insuffisant comme point d'application.

La mobilisation commencera dès le premier jour. On cherchera à faire exécuter de petits mouvements de flexion plus que d'extension, heureux si on a pu obtenir la position qui est préconisée, intermédiaire entre la flexion à 90° et l'extension complète. Ici, il sera plus difficile que pour l'épaule d'obtenir du malade qu'il laisse pendre son bras, dans cette situation, le biceps et le brachial antérieu rseraient en extension passive et comme ils ont souffert, ils supportent mal cette situation ; on devra seulement chercher à la faire prendre aux malades plusieurs fois dans la journée pendant un laps de temps variable assez court toutefois pour n'amener ni contracture, ni douleur.

Les mouvements actifs pourront être faits assez tôt, si on place le malade de façon à ce que son bras repose par toute sa longueur à la surface d'une table, que l'avant-bras puisse ainsi, plié à angle droit, se trouver dans la verticale ; le malade pourra alors, de lui-même, le faire osciller autour de cette position dans une limite suffisante pour réamorcer le travail musculaire. Dès que les mouvements libres auront été repris, si faiblement soit-il, le médecin ne se contentera plus des mouvements passifs, mais il fera lui-même résistance, en particulier aux mouvements d'extension, la résistance sur les mouvements de flexion ne devant venir que plus tardivement.

Luxations du poignet. — Dans les luxations de l'extrémité inférieure du cubitus en avant, il y a une rupture du ligament triangulaire. Dans cette luxation en arrière, il y a plutôt luxation du cartilage triangulaire, souvent sans déchirure du même ligament. Dans les luxations radio-carpiennes en avant et en arrière, peu de muscles ayant leur corps charnu jusque-là sont atteints. Il n'y a guère que des lésions ligamentaires et des tiraillements tendineux.

Luxations de la main. — *Luxation trapézo-métacarpienne.* — Le ligament gléno-sésamoïdien est arraché, très souvent, aussi l'abducteur et les faisceaux internes du court fléchisseur du pouce sont lésés.

Le traitement des luxations du poignet et de la main se

confond, au point de vue de la technique, avec le traitement de l'entorse du poignet. Les manipulations sont les mêmes; elles ne seront variées qu'autant que l'intensité de certains symptômes exigera que l'une d'entre elles prenne une part prépondérante dans le traitement.

Luxations de la hanche. — Dans la variété iliaque, le moyen, le petit fessier et les petits muscles rotateurs sont atteints.

Dans la variété ischiatique, les pelvi-trochantériens sont contus.

Dans les luxations antérieures ilio-pubiennes, les traumatismes musculaires sont moins considérables.

La variété la plus agréable à soigner au point de vue des résultats est la luxation antérieure ilio-pubienne. Dans la variété ischiatique, peut-être parce que les muscles atteints sont profondément situés, le traitement est moins efficace et plus long.

Le traitement consistera en effleurage de la face postérieure et externe de la cuisse, partant de la moitié à peu près de celle-ci, passant sur la région fessière pour remonter jusqu'au niveau des dernières fausses côtes.

Cet effleurage, fait dans le sens que nous venons d'indiquer, avec les deux mains travaillant alternativement, sera, après adoucissement de la douleur du patient, remplacé par des frictions exécutées avec toute la surface palmaire de la main, lentement et doucement, avec une pression cependant plus marquée que pour d'autres régions, le long du matelas musculaire qui recouvre la lésion articulaire à cet endroit.

Pour ces différentes manœuvres, le malade sera placé dans une situation intermédiaire au décubitus ventral et au décubitus latéral. On aura soin de le caler et de l'immobiliser par de nombreux coussins placés sous le ventre, sous la poitrine et à la naissance des cuisses.

La cuisse malade sera portée légèrement en avant, la jambe fléchie d'environ 100° sur elle. La mobilisation dans cette position est possible, d'autant plus qu'on se contentera, les premières fois, de mouvements de très petite amplitude de flexion de la cuisse sur le bassin.

Les mouvements d'extension en arrière, d'abduction et de circumduction devront être réservés pour des périodes sucessives plus éloignées, après déjà une certaine restauration anatomique des ligaments.

Les mouvements actifs seront repris aussitôt que possible.

Dès les premiers jours, on cherchera à lever le malade et à le faire se tenir debout sur deux béquilles, de façon à lui faire exécuter avec la jambe des mouvements pendulaires, analogues à ceux que nous avons décrits pour la luxation de l'épaule.

Dans une seconde période, on lui fera exécuter quelques mouvements d'élévation du genou de très faible amplitude, et des exercices d'appui sur le sol, de façon à réhabituer l'articulation de la hanche à supporter le poids du corps.

Dès qu'on aura pu faire lever le malade, le massage — qui portait sur la région externe et postérieure — s'accompagnera aussi de celui de la région antérieure de la cuisse et de la région interne (adducteurs).

Il nous a semblé, dans les cas que nous avons pu voir, que très facilement cette lésion était suivie par des troubles articulaires variés, du type arthrite sèche, assez tenaces et assez douloureux, surtout à partir de l'âge moyen.

La marche sur les béquilles devra être prolongée assez longtemps pour éviter que le malade, commençant à marcher prématurément, ne contracture ses muscles et ne marche la hanche raide. En se servant de béquilles, la douleur est moins perçue, ainsi on peut obtenir de lui qu'à chaque fois il esquisse un mouvement de flexion de la cuisse sur le bassin et de la jambe sur la cuisse, et que, petit à petit, il reprenne l'habitude d'une marche souple.

Cette précaution est importante à prendre si on ne veut pas voir s'établir une raideur articulaire, non point anatomique, mais due à une mauvaise rééducation des muscles moteurs de l'articulation de la hanche.

Luxations du genou. — *Luxation du tibia en avant.* — En avant, penser à la déchirure des ligaments croisés. En arrière, les muscles du jarret sont élongés.

A propos des luxations du genou, il faut faire remarquer qu'il en est des luxations comme des fractures : aux membres supérieurs, on doit rechercher avant tout la mobilité de l'articulation ; aux membres inférieurs, on doit rechercher avant tout la solidité.

On doit donc ici permettre la marche, ou bien avec des appareils permettant de diminuer le risque de récidive ou d'entorse consécutive ; ou bien lorsque les mouvements de contention de l'article ont repris une force suffisante pour mettre à l'abri de ces accidents.

Luxation des cartilages semi-lunaires. — Dans presque tous les cas, le ménisque interne est atteint ; l'intérêt de ce traumatisme réside dans ce fait que ces luxations passent souvent inaperçues et qu'elles se compliquent de méniscite qui est cause d'arthrite dans nombre de cas.

La luxation du genou s'accompagne, en général, de toutes les complications que nous avons déjà décrites à propos de l'entorse du genou ; mais, ici, les dégâts articulaires sont plus complexes. On a donc à s'occuper, non seulement de l'atrophie musculaire réflexe, des épanchements articulaires hydriatiques ou hématiques, et de la laxité articulaire, mais encore des arrachements des ligaments croisés, et des cartilages semi-lunaires. Il est presque de règle d'observer, à la suite de luxation du genou, ces affections douloureuses dues à des arrachements partiels des cartilages articulaires ou des cartilages méniscaux.

A raison des troubles plus accentués, le traitement devra s'inspirer d'une prudence plus grande encore que dans l'entorse de la même articulation.

Le massage des masses musculaires de la face antérieure de la cuisse devra être commencé prématurément. Il est d'ailleurs à remarquer que, dans l'articulation du genou, les symptômes de contracture sont moins accentués que pour d'autres articulations. On en profitera pour passer le plus rapidement possible à la phase excitante et reconstituante du massage. Par contre, les manœuvres s'adressant directement aux dégâts osseux, cartilagineux ou ligamentaires, seront au début prudentes et parcimonieuses, se méfier en particulier de la friction faite un peu trop rudement au niveau des insertions des ligaments latéraux.

La mobilisation du genou sera faite avec presque de la crainte et seulement après amélioration des signes d'épanchement.

Il est d'une bonne pratique d'immobiliser le membre, pendant les premières semaines, dans une genouillère, doublée d'une attelle métallique (voir p. 210). On pourra d'ailleurs, avec cet appareil, permettre au malade de se lever, de marcher sur des béquilles et de commencer des mouvements d'oscillation de la jambe, pour lesquels le droit antérieur de la cuisse déploiera une force très modérée mais appréciable.

Dès que l'épanchement intra-articulaire sera en voie de

décroissance, on commencera le massage de la séreuse dans les portions où elle est accessible, et des ligaments articulaires. On commencera aussi, à la même époque, la mobilisation passive.

Pour ce qui est des mouvements de résistance, il faudra les faire avec une extrême prudence, en pensant à guider soigneusement la trajectoire du membre lésé ; se méfier des mouvements de latéralité toujours très accentués dans ces sortes d'accidents.

La luxation du genou est d'un pronostic assez sévère. Il est rare que l'articulation reprenne l'intégralité de ses fonctions.

Luxations du pied. — Elles s'accompagnent, en général, de fracture d'une ou des deux malléoles. Les questions connexes : traitement, reprise de la marche, ont été exposées avec les fractures de l'extrémité inférieure de la jambe. Les luxations de l'astragale sont assez fréquentes, malgré qu'elles soient moins connues que leurs congénères.

La réduction en est difficile, et le pronostic grave parce qu'elles sont suivies, en général, de troubles fonctionnels ou d'accidents inflammatoires des articulations du pied.

La luxation du pied doit être envisagée plutôt au point de vue des lésions osseuses qui l'accompagnent presque toujours et en font un accident très voisin des fractures bimalléolaires. On a traité de semblables accidents par le massage sans aucune espèce d'immobilisation. Cette pratique, qui a donné de fort beaux résultats entre des mains exercées, n'est peut-être pas d'un emploi assez facile pour être conseillée sans restriction. Dans la grande partie des cas, mieux vaudra immobiliser, comme on a coutume de le faire — j'entends au point de vue appareil — et de ne donner à cette immobilisation que la durée strictement nécessaire pour que la mobilité vraiment excessive des fragments soit diminuée, on commence aussitôt la mobilisation.

Le massage revêt ici un caractère particulier. Pas de masses musculaires contuses et contracturées ; mais des gaines tendineuses froissées, déchirées, infiltrées de liquide, des espaces cellulaires remplis de tissu lâche, facile à s'imprégner.

Les manœuvres devront, avant tout, consister en effleurages, pressions, frictions, suivant le trajet des interstices, et les trajets de ces gaines, de façon à faire résorber dans le minimum de temps les liquides qui les ont envahis.

La mobilisation de l'articulation en elle-même sera précédée tout d'abord par la mobilisation pour ainsi dire indirecte des orteils, faisant coulisser les tendons dans leurs gaines, et exerçant ainsi une sorte de massage profond de la région ; puis la mobilisation de l'article lui-même devra être exercée avec prudence par des mouvements de très faible amplitude, exécutés, les os étant maintenus très près de l'interligne, une des mains calant la jambe, l'autre saisissant l'astragale entre le pouce et l'index, le calcaneum venant s'appuyer sur le repli interdigital qui joint les deux doigts.

Il ne faut pas se dissimuler que très souvent les lésions concomittantes donneront des cals irréguliers que la mortaise tibio-péronéo-astragalienne aura perdu sa justesse, ne jouera plus avec exactitude ; que les tendons resteront pendant longtemps empâtés, douloureux, atteints de téno-synovite adhésive : que, par conséquent, la lésion est d'un pronostic excessivement grave, et qu'une seule chose peut l'améliorer : c'est la mise en œuvre de la kinésithérapie, de façon aussi précoce que possible, sous les réserves énoncées plus haut.

CHAPITRE III

ÉPANCHEMENTS ARTICULAIRES POST-TRAUMATIQUES

Un traumatisme direct ou indirect, intéressant une articulation (le plus souvent, ce traumatisme est une entorse), donne lieu à un épanchement intra-articulaire.

Ces épanchements sont de deux ordres : lorsqu'ils sont d'origine mécanique, ils se produisent très rapidement; lorsque, au contraire, ce sont des épanchements dus à la réaction de la séreuse, ils n'apparaissent que quelques jours ou quelques semaines plus tard.

Dans le premier cas, l'épanchement est de nature hématique; dans le deuxième cas, il s'agit d'un épanchement séreux : c'est l'hydarthrose.

D'ailleurs, on peut voir des cas où, sur une hémarthrose peu abondante, vient se greffer une hydarthrose tardive donnant lieu à la variété bâtarde décrite sous le nom de hémo-hydarthrose.

L'hémarthrose apparaît très rapidement. Elle se manifeste par un gonflement subit et considérable, on l'a vue vingt minutes après un traumatisme. La memhre se place en flexion ou en demi-flexion. A la palpation, les culs-de-sac synoviaux sont fluctuants; et, si l'examen a lieu quelques heures après la production de l'épanchement, on peut déjà constater une crépitation neigeuse spéciale aux épanchements sanguins ; et il n'est pas rare qu'il se produise une élévation locale de la température.

Ce qui se passe dans ces cas, c'est un arrachement osseux, au niveau le plus souvent de l'insertion des ligaments. Cet arrachement ouvre les aréoles du tissu spongieux, qui deviennent autant de sources d'hémorragies. Au genou, où cette particularité s'observe fréquemment, le sang s'écoule de ces aéroles au niveau du tubercule de Gerdy et au niveau des insertions des ligaments croisés, fréquemment arrachés.

La rupture du ligament adipeux pourrait aussi donner lieu à une hémorragie intra-articulaire, car ce ligament contient quelques ramuscules vasculaires.

C'est de la même origine que proviennent les gouttelettes huileuses qu'on trouve surnageant à la surface du sang lorsqu'on l'extrait par ponction de l'articulation.

La quantité de liquide est extrêmement variable ; en général, elle est abondante ; l'articulation finit par contenir tout ce qu'elle peut contenir ; sa distension n'étant limitée que par la contracture de défense des tendons qui doublent sa capsule.

Une fois épanché dans l'articulation, le sang se coagule, les caillots pénètrent dans toutes les anfructuosités servant ainsi d'amorces à ces productions calcaires, que l'on sait être maintenant la cause principale des adhérences intra-articulaires.

La résorption spontanée de l'épanchement est possible, elle est lente ; le plus souvent, elle reste incomplète.

Les caillots fibrineux, même lorsqu'ils ne produisent pas des épaisissements synoviaux, causent de la douleur, de la gêne des mouvements ; s'ils jouent le rôle de corps étrangers, ils peuvent être le point de départ d'une hydarthrose secondaire.

Le traitement de l'hémarthrose ne diffère que par quelques points de celui de l'hydarthrose; nous les exposerons donc tous les deux en même temps.

HYDARTHROSE

Le traumatisme n'est, en général, que la cause déterminante de cet épanchement séreux, sa cause véritable est plus éloignée; il faut, en général, se souvenir qu'il n'y a là qu'un symptôme d'un état pathologique antérieur.

On a même pu contester la légitimité de l'hydarthrose franchement traumatique dans une articulation entièrement saine.

Son siège d'élection est dans les articulations lâches à grande synoviale, comme le genou, la hanche, l'épaule. Il est à remarquer que les articulations étroitement serrées, à jeu restreint, ne montrent que rarement cette complication.

Le début est, en général, lent: entre le traumatisme et l'épanchement qui en est la cause, il s'écoule un intervalle d'au moins quarante-huit heures. L'épanchement se fait lentement et n'atteint son maximum qu'au bout de quelques jours, ou même de quelques semaines. Pendant cette période, le malade éprouve une douleur vague et une sensation de gêne dans l'articulation; souvent même, la vue décèle un effacement des saillies du genou, un gonflement des culs-de-sac synoviaux avant que le malade n'ait songé à faire examiner son genou.

A la palpation, il est facile de percevoir la fluctuation, le choc rotulien et la distension des parties molles.

La position du membre n'est pas aussi caractéristique que

dans les épanchements hématiques. Comme ici l'articulation ne s'emplit que petit à petit, elle s'adapte à cet état pathologique, et la contracture musculaire ne se produit pas lorsque l'épanchement a duré pendant un certain temps. La distension à laquelle il a soumis les ligaments articulaires donne très souvent des mouvements latéraux anormaux ; ce dernier caractère doit faire craindre la possibilité d'entorse nouvelle ou récidivante. Les parties molles *ne sont presque jamais enflammées;* la peau conserve sa souplesse, le tissu cellulaire sa laxité.

Dans quelques épanchements anciens, on observe un élargissement de la rotule, dû probablement à un bourrelet fibreux périphérique très dense, en continuité avec le périoste. Si les parties molles ne changent pas objectivement, la synoviale donne une sensation d'épaississement, dû à ce que le contenant augmente sa résistance au fur et à mesure qu'augmente la quantité du contenu. On a observé des faits de rupture spontanée d'un cul-de-sac synovial sous l'influence de la distension articulaire. S'agit-il de rupture vraiment spontanée, ou amenée par une chute sur l'articulation ? Peu importe ; ce fait est intéressant à retenir, parce que, en général, il a été suivi de guérison, le liquide s'étant répandu dans le tissu péri-articulaire sans provoquer de réaction. Berne a d'ailleurs érigé en principe thérapeutique cette particularité ; nous aurons l'occasion d'en discuter l'application au chapitre Traitement.

Les troubles fonctionnels sont des plus importants. Il s'agit de l'atrophie réflexe des muscles articulaires. Cette atrophie tient souvent sous sa dépendance la guérison de l'hydartrose qui l'a causée. Son traitement fera l'objet d'un chapitre particulier.

Dès maintenant, nous pouvons dire qu'elle siège de préférence sur les muscles extenseurs : deltoïde à l'épaule, triceps au coude, quadriceps crural au genou.

Il faut encore signaler parmi les troubles de voisinage qu'occasionne l'hydarthrose l'épaississement des bourrelets adipeux voisins de la rotule, l'altération des tisseux osseux et cartilagineux gênés dans leur nutrition.

La guérison spontanée de l'hydarthrose est rare, en dehors du mécanisme brutal de rupture, que nous avons signalé. Dans quelques cas, les épanchements séreux ou hématiques se produisent dans les interstices musculaires, laissant l'articulation intacte ; dans d'autres cas, ils s'étendent assez loin, distendant les gaines synoviales tendineuses ; dans ce cas, on est averti de cette particularité par un changement de coloration de la peau, qui devient rouge et luisante.

A l'intérieur, les lésions anatomiques sont mal connues. On a signalé une rougeur et un épaississement de la synoviale, présentant de toutes parts à sa surface interne des pelotons inégaux, de forme et de volume supportés par des pédicules plus ou moins larges, dont on peut exprimer facilementle liquide, semblable à celui que renferme la séreuse. Cette description est à retenir, en ce sens qu'elle donne la clef de ces épaississements partiels de la séreuse, simulant des corps étrangers articulaires, donnant lieu à des franges persistantes, qui viennent se coincer entre les surfaces articulaires à un moment donné du mouvement.

Parfois les liquides contiennent un mélange d'épanchement séro-fibrineux avec le résidu d'un petit épanchement sanguin.

Ce sont probablement ces formes qui donnent lieu aux hydarthroses, laissant après elle des raideurs articulaires plus marquées.

Il faut enfin retenir que les diverticules synoviaux ne

communiquent pas toujours avec la grande séreuse, et qu'ils peuvent alors se présenter sous l'aspect trompeur de kystes isolés, ou d'épanchements dans une bourse séreuse, indépendante de l'articulation.

Traitement. — Ce qui fait la gravité spéciale de l'hémarthrose, c'est l'hématome intra-articulaire, qui peut servir d'amorce à une organisation calcaire, que l'on ne peut plus ensuite réduire ni modifier. Parfois, lorsqu'il s'agit d'un épanchement sanguin très peu abondant, surtout chez un enfant, la compression et le massage ont suffi pour amener rapidement la résorption du liquide.

Il semble, si l'on s'en rapporte à ce que l'on sait de l'hématome pathologique, que la conduite à tenir serait, dans ces cas, de recourir à un moyen rapide d'évacuation de l'article, suivi précocement de massage et de mobilisation.

Que la ponction doive se faire au bistouri ou au trocart, très tôt après l'accident ou lorsqu'on est tout à fait assuré que l'épanchement atteint son maximum, ce sont là questions purement chirurgicales. Ce qui importe pour le kinésithérapeute, c'est de savoir qu'il peut, dès les minutes qui suivent l'évacuation, commencer son traitement, sous les réserves que nous indiquerons en parlant de la technique.

Dans l'hydarthrose au contraire, le principal danger provient de la laxité articulaire, qu'amène le séjour prolongé d'un épanchement dans une articulation.

Cette laxité, en permettant des mouvements anormaux, devient la cause de lésions récidivantes, elle entretient et provoque une atrophie persistante, elle aide la synoviale à organiser ces vascularisations anormales que nous avons décrites ci-dessus. L'évacuation du liquide séreux doit donc se faire le plus vite possible; ici pourtant, le liquide gardant davantage son homogénéité, ayant moins de tendance que le sang à servir d'amorce à des dépôts calcaires ou fibreux, il n'est pas nécessaire d'agir aussi rapidement que dans les cas d'hémarthrose.

On pourra donc s'en remettre à la compression ouatée prolongée, du soin de faire résorber l'épanchement. Là encore il est peut-être préférable d'obtenir l'évacuation rapide par ponction, suivie ou non de lavage ou d'injection modificatrice de la séreuse articulaire.

La conduite habituelle des chirurgiens varie après la ponction. Certains — surtout ceux de la génération précédente — préconisent l'immobilisation dans une gouttière plâtrée pendant quinze à vingt jours, avant de permettre des mouvements.

Notre expérience, à nous autres kinésithérapeutes, nous rend peu favorables à cette façon de faire. Trop souvent, quand on sort le genou du plâtre, c'est pour constater une atrophie musculaire considérable, une raideur concomittante. Son seul avantage serait d'éviter les frottements prématurés de surfaces séreuses en état pathologique.

D'autres préfèrent la mobilisation immédiate avec massage. On a même poussé cette doctrine à l'extrême, et Willems (de Gand)[1], après avoir pendant longtemps traité l'hémarthrose récente du genou par les moyens classiques (immobilisation, compression, massage, électrisation), a eu recours à l'arthrotomie, mais, comme elle ne lui a pas donné non plus de résultats satisfaisants, il a finalement adopté la ponction qu'il a fait suivre non pas de la gymnastique recommandée par MM. Rochard et de Champtassin, mais de la marche immédiate.

1. *Bulletin de l'Acad. Royale de Médecine de Belgique*, 4e s., t. XXII, no 8, 25 septembre 1909.

Les malades constatent avec étonnement que la douleur a disparu et que l'articulation a retrouvé en grande partie sa fermeté et sa souplesse.

M. Willems a soigné de la sorte 33 cas, dont 23 hémarthroses et 10 hydarthroses aiguës, le résultat fut d'autant plus rapide que le liquide était plus abondant. Il y a eu 10 récidives sur ces 33 cas, mais 7 fois la récidive a été si légère qu'il n'à pas été nécessaire de faire une nouvelle ponction.

L'incapacité de travail chez ces blessés fut, en moyenne de neuf jours, avec un minimum de cinq jours et un maximum de seize. L'écart, par rapport à la durée des cas traités par les anciennes méthodes, est donc considérable. Les résultats éloignés furent en tous points excellents.

A côté de ce traitement, il faut placer le traitement ambulant préconisé par Blecher (de Strasbourg)[1] et qui, essayé par nous deux fois, nous a paru plein d'avantages, au moins en ce qui concerne les épanchements médiocres ; on peut d'ailleurs le combiner avec la technique indiquée plus loin pour la réfection rapide de la musculature : dans un emplâtre agglutinatif de diachylon, par exemple, on découpe 8 à 10 bandes de la largeur du pouce et de 38 à 40 centimètres de longueur.

On place le membre dans l'extension et on applique une première bande le long de la face interne de la cuisse et obliquement en dehors; on la fait passer au côté interne de la rotule, croiser le ligament rotulien et on la fixe à la partie supérieure de la jambe, sur la face externe. On place une seconde bande à laquelle on fait exécuter le même trajet, mais dans l'autre sens ; celle-ci part donc de la face externe de la cuisse, suit le bord externe de la rotule, croise la pre-

1. Munch. *Med. Woch.* 20 mars 1910.

mière bande pour aller se fixer à la face interne de la jambe. Une troisième bande qui n'a que 18 centimètres de longueur est placée transversalement au-dessus de la rotule et croise les deux précédentes.

On continue ainsi les applications de bandes dans le même ordre, de façon à les imbriquer les unes aux autres de dedans en dehors, ce qui donne un bandage compressif solide et souple, ne gênant pas la circulation de retour comme ceux qui font le tour complet du membre.

En France : Thooris, André, Rochard et de Champtassin se sont préoccupés de résoudre le problème par la même méthode de mobilisation précoce, toutefois, en guidant de plus près l'application des mouvements, de façon à la rendre moins périlleuse et plus fructueuse, Lucas-Championnère, qui fut le protagoniste de ces idées, les applique lui, de façon très légèrement différente ; nous verrons tout à l'heure que ces divers procédés ne s'excluent pas entre eux.

Les indications thérapeutiques sont les suivantes : 1° combattre l'atrophie musculaire ; 2° modifier la pression intrasynoviale de façon qu'elle s'oppose à la transsudation ; 3° modifier l'état physiologique de la séreuse pour faciliter la résorption en évitant les mouvements trop répétés ou trop accentués de flexion ; 4° refaire à l'articulation un surtout fibreux et ligamentaire solide et, en attendant, la maintenir à l'abri des récidives en augmentant le plus vite possible le tonus des muscles qui s'insèrent autour du genou.

Le massage proprement dit répond pour partie à la première indication et à la troisième. Les mouvements actifs répondent à la première, à la quatrième et à la troisième ; pour qu'ils remplissent pleinement le but, il n'y a qu'à les adapter à cette dernière restriction : éviter des mouvements trop accentués ou trop répétés de flexion ; on y arrivera en faisant travailler les muscles de la cuisse, en maintenant le genou dans l'extension, ce qui, en outre, aura l'avantage d'exercer fréquemment des pressions sur la synoviale et son contenu.

Avant d'indiquer ma pratique personnelle, voici, avec quelques détails, celle des auteurs français dont j'ai parlé plus haut.

André [1] ne ponctionne pas, il immobilise dans une gouttière, après compression ouatée ; deux fois par jour le patient fait, sous contrôle du médecin, des mouvements d'élévation du talon jusqu'à la verticale, mouvements lents, réguliers, rythmés, à raison de quatre à la minute, cela pendant cinq à six minutes. Petit à petit, on augmente le nombre des séances. On remplace la compression par une simple bande de flanelle, et on permet la marche en extension quand l'épanchement est résorbé.

A. Thooris [2], inspiré par Gautiez (de Paris), ne fait pas de ponction et aucune compression ; il recouvre le genou de compresses d'eau blanche et fait pratiquer les mêmes mouvements qu'André, mais en nombre beaucoup plus grand, « le plus souvent possible et même la nuit si par hasard le malade se réveille ». Le malade peut *se lever* dès que la rotule, sous l'influence de la contraction du quadriceps fémoral, échappe brusquement à la prise ; il peut *marcher* dès que l'article ne sera plus chaud au palper.

Avec Rochard et de Champtassin [3] nous trouvons deux modifications des plus importantes, évacuation du liquide par ponction, emploi hâtif des mouvements d'extension.

1. L'hydartrose traumatique du genou. *Le Caducée*, 5 juin 1909.

2. Traitement de l'épanchement traumatique du genou par l'extension. *Revue internat. de Médecine et de Chirurg*,, 10 mars 1910.

3. *Rev. de Chirurgie*, 10 janvier 1910.

La disparition du liquide est obtenue par la ponction ; quant à la réfection de la musculature à laquelle les auteurs attachent une importance capitale avec juste raison, ils l'obtiennent par les mouvements d'extension de la jambe sur la cuisse employés sous deux formes.

Des mouvements *couchés* : extension de la jambe sur la cuisse et de la cuisse sur le bassin : effort de poussée. La progression dans ce mouvement ne sera achevée que lorsque le sujet aura pu pousser le poids de 30 kilogrammes, c'est-à-dire approximativement la moitié du poids qu'il soulève quand il fait passer son corps de la position accroupie à la position verticale ; la flexion complète du genou sera obtenue progressivement dans ce mouvement.

Des mouvements *assis* : extension de la jambe sur la cuisse fléchie à angle droit sur le bassin ; la résistance est, au début, le poids du membre, le chiffre moyen de la résistance maxima environ 10 kilogrammes. Enfin, pendant toute la durée du traitement qui est, en général, de quinze jours, le malade doit effectuer d'une manière excessivement fréquente et pour ainsi dire permanente des contractions à vide du quadriceps, le membre étant dans l'extension et reposant sur le plan du lit, réalisant ainsi une véritable compression active qui permet de rétablir dans son état normal la pression intra-articulaire.

La question de la graduation et de la vitesse de graduation des résistances sera envisagée à propos des atrophies musculaires. Dès maintenant, je dois dire que cette théorie me paraît juste et que d'elle s'est inspirée ma pratique.

S'il y a eu ponction ; après disparition de l'épanchement intra-articulaire, j'ai coutume de placer le genou dans un appareil de contention, assez solide pour empêcher toute espèce de flexion ou de mouvement latéral, assez facile à enlever pour permettre le traitement manuel de l'articulation elle-même et sa mobilisation chaque jour.

Le plus commode m'a paru être la genouillère de cuir lacée à laquelle on fait adjoindre une attelle postérieure métallique, large d'environ trois doigts et épousant les contours du creux poplité sur sa ligne médiane (et éventuellement une ou deux attelles latérales qui doivent être placées de façon à ne pas porter sur le trajet exact des ligaments latéraux du genou, mais un peu au-dessus d'eux.) Cette ou ces attelles sont fixées à la genouillère par une sorte de gousset dans lequel elles peuvent glisser, ce qui permet de les retirer ou de les remettre suivant l'opportunité.

Cette genouillère doit être plus longue qu'on ne les fait d'ordinaire; elle doit remonter à une longueur de main au-dessus du genou, descendre à une longueur de main au-dessous. Elle doit être lacée de façon à maintenir le genou dans la rectitude absolue. A la rigueur, une épaisseur de coton permettra de l'adapter avec plus de fidélité sur les reliefs articulaires.

Le port de cette gouttière sert aussi d'appareil de compression ; et, à ce titre, elle doit être prescrite pendant la période du traitement de l'épanchement, si on s'est décidé pour le traitement compressif. Il n'y aura, dans ce cas, qu'à le compléter par le classique bandage allant des orteils au genou par-dessus lequel on fixera la gouttière garnie de coton.

En dehors de cette période, le malade est autorisé à marcher, à condition qu'il ait cette genouillère. Une bonne pratique consiste à la mettre dès les premières heures du jour et à la retirer pour la nuit, et à la remplacer par un simple bandage ouaté, légèrement compressif.

C'est encore avec cette genouillère qu'il fera les exercices nécessaires pour combattre l'atrophie des muscles extenseurs de la cuisse. Ces exercices consisteront en élévation de la jambe, bien tendue, élévation d'environ 35 à 40° pour commencer, élévation que l'on rendra de plus en plus efficace en ajoutant une résistance à vaincre par le malade.

Cette résistance qui sera au début de 2 à 3 kilogrammes augmentera progressivement aussi vite que pourra le sup-

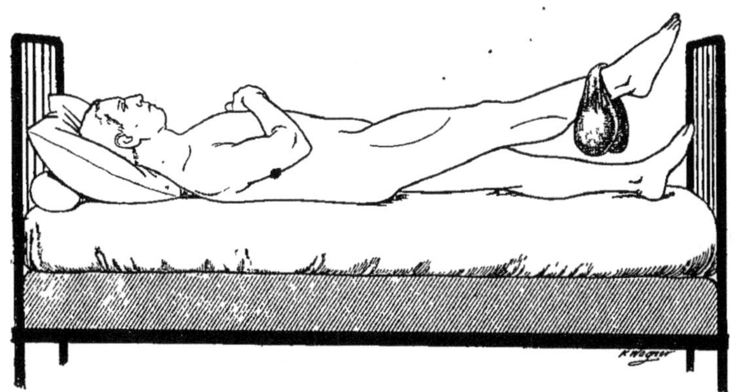

Fig. 31. — Exercices d'élévation de la jambe avec surcharge.

porter le sujet, soit de 300 grammes à un kilogramme par jour suivant les aptitudes individuelles. La progression sera poussée jusqu'à ce qu'on ait atteint des poids que l'on a coutume de considérer comme trop élevés. Me ralliant en cela non pas aux chiffres puisqu'il ne s'agit pas des mêmes mouvements, mais à l'idée directrice de M. de Champtassin, j'estime que le malade, à raison de deux séances par jour, chacune d'elles étant de 20 à 40 mouvements, doit arriver à soulever une douzaine de kilogrammes pour un homme, de 6 à 8 kilogrammes pour une femme.

Lorsqu'il arrivera vers la moitié de ce poids, si l'articulation est en bon état, si, malgré la marche permise, en quantité modérée (voir pour les tentatives de marche le chapitre « Atrophie »), il n'y a pas de tendance à récidive de l'épanchement, on commencera à faire faire des mouvements très lents de flexion et d'extension du genou au malade assis sur un siège élevé et dur, par exemple sur une table, l'extension de la jambe sur la cuisse étant exécutée d'abord avec la seule résistance produite par le seul poids de la jambe; plus tard encore on y joindra des mouvements de flexion et d'extension de la jambe sur la cuisse et de la cuisse sur le bassin dans la position couchée, l'extension exécutée seule contre une résistance progressivement croissante commençant avec 4 ou 5 kilogrammmes pour aller jusqu'entre 20 et 30.

Au bout d'une huitaine de jours de reprise de la marche, on cessera d'utiliser les attelles métalliques qui renforcent la genouillère; et alors, le genou étant dégonflé, le cuir ayant pris plus de souplesse, l'excursion articulaire du genou sera rendue, *ipso facto,* plus grande dans la marche ordinaire.

Au bout d'une quinzaine de jours du port de la gouttière, ainsi modifiée, on pourra laisser le malade marcher librement si on a pu constater que le jeu latéral a tendance à diminuer et si sa musculature, sans présenter encore le volume normal, a néanmoins une tonicité suffisante, car il s'agit ici moins de reconstitution du volume musculaire que de restitution d'une tonicité normale, ce qui est le point le plus important pour nous lorsqu'il s'agit du fonctionnement articulaire.

A cette période, on commencera à faire exécuter au malade des mouvements gymnastique libres, en se méfiant de l'effort considérable qui est exigé pour permettre par exemple la flexion du corps sur l'extrémité inférieure, puis son relèvement. On doit songer que, jusqu'ici, l'articulation a été entraînée à supporter la pression d'un poids d'environ

20 kilogrammes, tandis que, dans ce mouvement, en admettant même que le corps s'équilibre inégalement sur les deux jambes et que la jambe saine en prenne la plus grosse part, il aura à mouvoir un poids qui sera souvent supérieur aux 20, 25 ou 30 kilogrammes utilisés antérieurement.

On devra donc, si l'on utilise ces flexions, ne les faire faire que très progressivement, le malade ne fléchissant que de peu pour commencer et s'appuyant des deux mains à un meuble résistant.

Le plus souvent, le traitement gymnastique ne suffirait pas à amener la résolution complète de l'épanchement articulaire, ni à en prévenir dans les premières périodes d'exercice, toute espèce de retour, si on n'y joignait des manœuvres directes sur l'articulation.

Ces manœuvres sont de deux ordres : frictions et vibrations. Les vibrations seront exécutées loin des saillies osseuses, facilement palpables. Il y aura avantage à se servir d'un vibrateur mécanique pouvant fournir de 1 200 à 2 000 vibrations par minute (c'est un des rares cas où son emploi m'a semblé supérieur aux vibrations manuelles), terminé par une partie plane ou légèrement concave, assez large. On l'appliquera par durées de trente secondes à une minute séparées par des intervalles égaux une dizaine de fois à chaque séance On aura soin de collecter et de maintenir rassemblé vers son point d'application le liquide.

Les manœuvres manuelles de friction porteront au contraire, sur les parties les plus directement accessibles de la synoviale. Ce seront des frictions répétées, moyennement fortes, assez rapides, et coupées de poses fréquentes. Il faudra y ajouter dans la plupart des cas un pétrissage, une malaxation des bourrelets cellulo-adipeux qui se forment en particulier dans les deux dépressions siégeant de chaque côté du tendon rotulien pour le genou.

Il y aura aussi parfois à s'occuper des modifications qui se produisent dans le tissu cellulaire, le plus souvent à la face interne du genou, du coude ; on les traitera par un pétrissage superficiel, mais assez marqué, sous réserve d'une douleur vive et persistante, qui contre-indiquerait cette pratique et obligerait à se suffire avec des frictions légères, du type de celles que l'on pratique dans certaines formes d'infiltration cellulitique.

Historiquement, il faut rappeler le procédé qu'employait Berne : pressions assez violentes pour faire éclater la synoviale et donner ainsi issue à son contenu : aveugle et aléatoire, il nous paraît devoir être rejeté malgré que son auteur l'ait employé nombre de fois sans inconvénients.

CHAPITRE IV

ANKYLOSES ET RAIDEURS ARTICULAIRES

Une articulation est un organe infiniment complexe qui exige, pour bien fonctionner, un bon état des différents organes qui la composent : surfaces cartilagineuses, séreuses, ligaments, tendons des muscles destinés à la faire mouvoir ; que l'un d'eux souffre dans son fonctionnement, cet état se traduira pour l'articulation par une gêne fonctionnelle, qui peut aller jusqu'à la raideur pathologique, voire même à l'ankylose, cette dernière étant le terme ultime de tout empêchement prolongé de se mouvoir. Cependant, nous ne comprendrons, sous le nom de raideurs, que les états stables, en dehors de tout état pathologique aigu, que l'on pourrait espérer voir se transformer par l'évolution naturelle de la maladie.

On a l'habitude de différencier les ankylosses en deux classes : ankyloses osseuses et ankyloses fibreuses. Cette distinction, utile pour le chirurgien, est à garder aussi pour le kinésithérapeute, malgré son peu de valeur scientifique, et malgré la difficulté de son diagnostic si l'on ne veut pas recourir à l'examen radiographique[1] (voir note ci-dessous).

1. *Radiographie des ankyloses d'après les documents et les renseignements donnés oralement par le Dr Aubourg, chef du laboratoire de radiologie à l'hôpital Boucicaut.*

Après une lésion articulaire, la radiographie ne donne de renseigne-

L'ankylose osseuse peut être, assez rarement il est vrai, périphérique, c'est-à-dire consister en une ossification des ligaments, avec conservation en bon état des surfaces articulaires. Le plus souvent, elle est centrale et, dans ce cas, on trouve, ou une fusion osseuse et complète des deux segments faisant disparaître la cavité articulaire et aboutissant à la continuité de la moelle des deux os; ou à une fusion incomplète, ne portant que sur une région limitée de la cavité articulaire. Parfois, il peut n'exister aucune fusion des surfaces, mais seulement une déformation osseuse,

ments que s'il existe une formation de néo-tissu calcaire, créé par organisation hématique et apport de sels de chaux. Il faut donc qu'il y ait eu ou rupture synoviale, ou épanchement périosté; alors, dans l'hématome, peuvent se déposer les sels calcaires qui deviendront visibles. Il y a donc deux grandes sortes de lésions au point de vue radiographique : des périostoses organisées, des synovites organisées.

D'ordinaire, du côté de la surface articulaire, l'affection se traduit par un état sinueux, gaufré, rugueux, qui change l'interligne articulaire, se présentant ordinairement sous l'aspect d'une ligne droite en une ligne fréquemment incurvée.

En exagérant le processus qui, d'ordinaire, paraît épais (comme une ou deux épingles), on comprend qu'il puisse y avoir un prolongement des tissus para-osseux pouvant aller à la rencontre l'un de l'autre pour faire un pont complètement osseux, si bien qu'il y a alors continuation directe de l'ombre osseuse d'un os à l'autre.

C'est l'ankylose osseuse vraie, comme on peut l'observer à la hanche et au genou.

Au fond, il s'agit là d'une ossification semblable à la formation d'un cal.

Du côté de la synoviale, on voit que l'ombre, au lieu d'être régulièrement étalée, forme un damier de points alternativement blancs et noirs, comparables à ceux qu'on observe dans les périviscérites ou péripleurites, en V, ainsi qu'il est de règle après toute inflammation.

Sa présence indique une hémorragie locale qui s'est résorbée incomplètement, et où il est resté des sels calcaires disposés en damier.

Au point de vue radiologique, les formes fibreuses, dites serrées, se traduiraient toujours par une organisation *minérale*, au niveau d'un dépôt sanguin préexistant.

Au point de vue du pronostic, on pourrait se baser sur ces faits.

Si l'interligne est net, si la synoviale est invisible, il n'y a pas de lésion définitive. Si, au contraire, l'interligne paraît épaissi ou effacé par une ombre ; si la synoviale présente cet aspect en damier, on peut conclure à la présence de lésions organisées, difficilement modifiables.

suffisante pour mettre obstacle aux mouvements spontanés ou provoqués.

S'il est vrai que, dans ce cas, la kinésithérapie n'a aucune chance de modifier l'état des surfaces articulaires, il faut savoir, néanmoins, que, dans les cas *récents* où la déformation des os, par suite d'exubérance des tissus osseux de nouvelle formation, est consécutive à un traumatisme, certains mouvements, lents et accentués, certaines attitudes peuvent amener une sorte de modelage des surfaces en contact. C'est ce qu'on observe, par exemple, après les fractures articulaires; à cal exubérant, qu'on rencontre souvent au coude, chez des sujets jeunes. Dans ces cas, on fait exécuter, lentement et aussi prononcé que le permet la douleur, le mouvement qui peut mettre en contact le plus intime possible les deux surfaces à reformer, dans cette position extrême on s'arrête assez longuement en maintenant la pression, puis après un repos de quelques minutes, on recommence. Le nombre de mouvements à effectuer dans chaque séance ne dépassera pas dix, on voit qu'il s'agit là d'une pratique notablement différente de ce que l'on essaie souvent en pareil cas avec la mécanothérapie.

Dans l'*ankylose fibreuse*, il importe de distinguer, tant au point de vue du pronostic que de l'application du traitement, différentes formes :

1° L'ankylose fibreuse centrale, ou articulaire, qui se caractérise par l'altération des surfaces cartilagineuses, passées à l'état fibreux, et réunissant les deux terminaisons articulaires, ainsi que les replis synoviaux;

2° L'ankylose fibreuse, périphérique, ou péri-articulaire, produite par des modifications des tissus, formant le surtout de l'articulation ; *a* soit que le tissu cellulaire péri-articulaire, devenu fibreux, forme un manchon dur et résistant autour de l'articulation, ou sur une de ses faces, comme, par exemple, on l'observe dans le creux poplité; *b* soit que l'obstacle aux mouvements siège dans les muscles atteints de dégénérescence fibreuse; *c* soit enfin qu'il siège dans les culs-de-sac synoviaux et bourses séreuses, immobilisés avec adhérences aux plans voisins;

3° La forme dans laquelle peau et tissu cellulaire sont, l'un rétracté; l'autre épaissi.

Il importe encore, dans chacune de ces formes, de distinguer si l'ankylose est lâche ou serrée, c'est-à-dire si l'on peut imprimer des mouvements limités, mais ayant tout de même une étendue appréciable; ou si, au contraire, l'articulation reste rigide sous l'influence d'un effort modéré.

Au point de vue du massage, il est bon de savoir que les causes principales déterminant l'ankylose sont surtout :

1° L'immobilité prolongée qui détermine la transformation fibreuse, que nous avons vue ci-dessus;

2° Les rétractions musculaires;

3° La rigidité de la capsule;

4° L'infiltration de la peau;

Enfin, les inflammations de l'article.

L'opinion classique est que l'immobilité seule, sans processus d'arthrite, ne peut pas produire d'ankylose osseuse proprement dite.

Cette discussion étiologique n'a d'ailleurs que peu d'importance puisque, dans le cas d'ankylose osseuse, le kinésithérapeute est complètement désarmé. Mais, dans les diverses variétés d'arthrites, la kinésithérapie peut intervenir, au moins à titre préventif. Qu'il s'agisse d'arthrite traumatique, ou rhumatismale, ou infectieuse, on sait maintenant — et de reste — qu'il est utile, et presque indispensable, de tenter la mobilisation méthodique dès que la douleur permet de toucher à l'articulation.

La kinésithérapie peut intervenir dans le traitement des ankyloses, soit à titre préventif, soit à titre curatif.

Préventivement, s'il s'agit d'une fracture juxta-articulaire, ou articulaire, on veillera à ce que l'immobilisation nécessaire (?) à la réduction de la fracture soit incomplète, à ce qu'elle permette le massage fréquent de l'articulation menacée, et sa mobilisation.

Dans les arthrites consécutives, on utilisera tous les procédés en usage pour calmer la douleur (air chaud, stade veineuse de Bier), de façon à pouvoir mobiliser avant toute altération anatomique des surfaces en contact.

Cette mobilisation précoce pourra être rendue plus facile si on a maintenu à distance les surfaces articulaires par l'extension continue.

Il y a là un procédé qui, recommandé jadis par le professeur Lannelongue, nous a paru, à l'expérience journalière, se vérifier recommandable.

La position du membre menacé devra être choisie soigneusement, non seulement pour éviter une ankylose en position vicieuse, mais pour permettre, dans la mesure du possible, la conservation du mouvement — ce qui est possible dans certains cas, où l'on sait d'avance de quel côté un cal exubérant, ou une déformation osseuse, apparaît plus menaçant.

Le traitement variera suivant les formes, et non seulement suivant les formes, mais suivant la prépondérance dans l'une ou dans l'autre de telle ou telle lésion.

Dans l'ankylose fibreuse péri-articulaire, dans celle due à la rétraction musculaire, ou à l'infiltration de la peau ou du tissu cellulaire sous-cutané, le premier temps — et le plus important en l'espèce — sera le massage. Le temps principal de ce massage sera le pétrissage précédé et suivi de frictions; ces dernières commenceront légèrement en suivant une direction concentrique, puis petit à petit, en augmentant d'intensité, elles prendront la direction générale de l'axe du membre; dès que sous leur influence on aura constaté un changement de coloration du tégument, on commencera le pétrissage, qui, très doux au début, ira en augmentant jusqu'à devenir très énergique; après quelques séances, on devra arriver à le continuer jusqu'à ce qu'on sente sous la main s'ébaucher une sorte de gonflement symptomatique d'une réaction assez violente, quitte à espacer les séances si cette réaction a dépassé la mesure et provoque une douleur trop intense pendant la séance et trop prolongée après elle.

Après ce traitement par le massage, et lorsqu'on aura obtenu une modification nettement perceptible des tissus péri-articulaires, on commencera la mobilisation. L'essayer plus tôt est se vouer d'avance à un échec, puisque les parties molles avoisinantes s'opposeront toujours patiemment, par leur rétraction propre, aux progrès que la mobilisation forcée pourrait faire à l'article.

Dans les cas d'ankylose très serrée, le traitement kinésithérapique a peu à faire.

Il n'est pas rare de voir transformée, par des manœuvres irréfléchies, une ankylose fibreuse serrée tenant du membre solide, en une ankylose lâche, ôtant au membre de sa solidité sans lui faire gagner pour cela une amplitude assez considérable de mouvements.

Je signale enfin, dès maintenant, que le troisième temps du traitement sera la réfection des corps musculaires, la libération des tendons, la rééducation motrice du membre affecté.

Le redressement manuel peut se faire brusquement, ou tout au moins en un nombre très restreint de séances.

Il faut savoir que cette méthode présente de graves dangers. Si le premier temps (massage et assouplissement des tissus) n'a pas été poussé assez loin, on peut observer des ruptures de la peau — ce qui est rare — mais des ruptures musculaires et ligamenteuses — ce qui est fréquent, se traduisant par des ecchymoses sous-cutanées, productrices elles-mêmes plus tard de tissu fibreux nouveau.

Enfin, lorsque les mouvements de flexion et d'extension, ou les tractions, sont poussées assez loin, et que l'ankylose est ancienne, il y a fréquemment des ruptures vasculaires pouvant entraîner des hémorragies menaçantes. On a vu, dans ces cas, la gangrène survenir.

Les nerfs plus rarement, mais dans quelques cas, ont été eux-mêmes rompus.

Il faut signaler aussi comme danger possible l'embolie graisseuse avec son cortège d'accidents graves; et ajouter à ce tableau les arrachements osseux, les luxations, les décollements épiphysaires chez les enfants et les fractures causées par l'extrême fragilité des os après immobilisation.

Se rappeler, pour ce dernier danger, combien il faut de prudence pour mobiliser les membres, qui ont été plâtrés longuement, après, par exemple, la réduction manuelle de la luxation congénitale de la hanche.

La méthode la plus simple, sinon la plus rapide, est le redressement progressif, qui consiste à mobiliser l'article dans une étendue telle que l'on rompe quelques-unes des adhérences, sans toutefois que ce traumatisme interne soit assez grand pour provoquer une réaction inflammatoire, obligeant à réimmobiliser le membre; et sans déployer une force assez grande pour mettre en danger la solidité des leviers osseux.

Malgré la plus excessive prudence dans ces manœuvres, il n'est pas rare que les séances de redressement doivent être espacées plus qu'on ne le supposait : trois, quatre, cinq jours, une semaine, et parfois plus, tant la douleur peut être vive à la suite de ces pratiques.

Dès que la rupture de l'ankylose le permet, il faut mobiliser méthodiquement l'article, si on veut lui rendre la plus grande partie de ses mouvements. Une mobilisation graduelle et modérée est le meilleur excitant de la vitalité des séreuses articulaires, puisque le mouvement peut arriver à créer des séreuses, même dans le tissu cellulaire lâche.

De plus, elle produit un massage profond sur des organes inaccessibles aux doigts. Elle produit la même besogne à l'intérieur des gaines tendineuses. Enfin, elle est capable, comme cela a été signalé plus haut, de redonner en partie aux surfaces articulaires leur forme correcte lorsqu'il s'agit d'os en période de croissance.

La technique de la mobilisation, pour chaque articulation, a été exposée avec la technique générale.

La main peut-être suppléée, pour tous ces cas, pour les appareils mécanothérapiques, avec cependant quelque infériorité.

C'est ainsi que le redressement brusque, dont nous avons déjà signalé des dangers et les inconvénients lorsqu'il est exécuté manuellement, se fait encore plus dangereux lorsqu'il est exécuté par une machine.

Le véritable emploi de la mécanothérapie est dans le redressement lent. Utilisée ainsi, elle donne de bons résultats, encore que ce soit une méthode extrêmement lente, plus lente que la kinésithérapie manuelle. D'ailleurs, l'une des deux méthodes n'est pas exclusive de l'autre : on a fréquemment besoin, dans le traitement manuel, de se servir d'artifices mécanothérapiques, facilement réalisables dans son intérieur.

On trouvera la description de quelques-uns d'entre deux à propos de l'articulation du genou, de l'articulation de l'épaule.

De même, il est d'une bonne pratique de se servir de la mécanothérapie lorsqu'on est arrivé à un stade du traitement où il faille, non plus gagner du terrain, mais maintenir, par des mouvements assez répétés et soigneusement réglés, le progrès acquis.

Il ne faut pas d'ailleurs envisager la mécanothérapie comme devant exclusivement se limiter à mobiliser de force les articulations. Un de ses emplois, les plus fructueux, est dans la possibilité qu'elle offre de fournir une résistance graduable à un membre atrophié, et pour lequel la réfection musculaire hâte puissamment l'acquisition des derniers mouvements.

ANKYLOSES EN PARTICULIER

Ankyloses du poignet. — Ces ankyloses, qui apparaissent assez fréquemment à raison de l'extrême complication de l'articulation radio-carpienne et du grand nombre des articulations médio-carpiennes, sont parmi les plus difficiles à vaincre.

Il faut différencier d'abord les raideurs provenant du mauvais jeu des tendons, très nombreux dans cette région.

Nombre de fois, des malades se présentent à notre examen avec le diagnostic d'ankylose, alors qu'il s'agit simplement d'adhérence des tendons à leurs gaines, adhérence qui parfois peut être assez facilement rompue.

Dans d'autres cas, tout au contraire, il s'agit de lésions osseuses méconnues : fracture ou luxation d'un des os du massif du carpe. Dans ce cas, le résultat est constamment mauvais. Ne fixer le pronostic qu'après radiographie soigneuse en deux positions.

Les cas moyens sont donnés par des ankyloses consécutives à une irritation de l'articulation radio-carpienne ou radio-cubitale, sans propagation aux multiples articulations des os du carpe.

Dans ces cas, il faut penser que l'articulation du poignet est susceptible de mouvements excessivement complexes; que les ligaments qui la maintiennent sont assez nombreux.

Par un massage préparatoire, on suivra chacun d'eux jusqu'à ce qu'on obtienne une modification de consistance; puis, on commencera la mobilisation, plutôt par les mouvements de circumduction que par les mouvements, qui semblent pourtant les plus élémentaires, de flexion et d'extension. Ne pas négliger de faire récupérer les mouvements de pronation et de supination, beaucoup plus nécessaires qu'il ne semble à un premier examen, pour tous les actes de la vie usuelle.

Ankylose du coude. — L'ankylose peut être, ici, limitée à l'articulation huméro-cubitale supérieure. Elle peut provenir d'une altération des ligaments et tissus péri-articulaires, malgré que ce soit plus rare ici qu'au poignet ou qu'au genou par exemple.

Le plus souvent, elle ressortit à deux causes qui sont : la déformation osseuse, suite de traumatisme ; et surtout l'état des deux grands groupes musculaires qui en commandent les mouvements : le triceps d'une part, le biceps de l'autre. Ces deux groupes musculaires assez fragiles ont une tendance marquée à s'atrophier d'abord, à se rétracter ensuite.

Après nombre d'accidents, nous avons pu voir des raideurs du coude, dues uniquement à cette cause musculaire.

Lorsqu'il s'agit d'une déformation osseuse, traumatique *récente*, on aura recours à la mobilisation, en se privant des ressources du massage qui, dans ce cas, est une arme délicate à manier, et peut encore augmenter l'activité ostéogénique déjà gênante des fragments si l'accident est de fraîche date.

Lorsqu'il s'agit de la forme musculaire, le massage, non seulement des muscles lésés, mais de leurs antagonistes, la mobilisation passive continuée avec patience ; le recommencement des mouvements avec résistance graduée, donnent le plus souvent d'excellents résultats.

En pratique, il est souvent plus facile — et c'est une remarque d'ordre général — de faire exécuter des mouvements relativement complexes, donnant lieu simultanément à des déplacements de l'épaule et du poignet, que de faire exécuter les mouvements qui paraissent des plus simples : ceux d'extension et ceux de flexion.

La contracture des muscles, et du triceps en particulier, peut d'ailleurs, non seulement provoquer la rigidité de l'articulation elle-même, mais encore par un mécanisme assez intéressant, et qui vient d'être étudié tout récemment.

A chaque contraction du triceps correspond un mouvement de va-et-vient du nerf radial; si le muscle vient à se contracturer de façon permanente, l'arcade fibreuse, dépendance de la cloison intermusculaire externe, et sur laquelle s'insère le vaste externe, vient comprimer le nerf, provoquant une véritable paralysie.

Ankylose de l'épaule. — Ici, l'étiologie de l'ankylose est encore plus complexe que pour le coude.

Il peut y avoir comme causes des déformations osseuses (suite de fracture), des modifications ligamentaires (suite de luxation), des arthrites, des altérations des tendons, très nombreux, qui passent autour de l'articulation; des modifications des muscles qui viennent s'insérer autour d'elle; enfin, des modifications des bourses séreuses juxta-articulaires, ou même sous-deltoïdiennes. Il y a même un point particulier assez intéressant pour l'épaule : c'est que, grâce à l'articulation de l'omoplate et de toute la ceinture omo-scapulaire sur le tronc, pouvant suppléer dans une large part aux mouvements propres de l'épaule, l'immobilisation, par conséquent l'ankylose se fait plus facilement, est plus tardivement décelée et est plus difficile à traiter que pour n'importe quelle autre articulation.

Les auteurs modernes ont mis en valeur le rôle important de la bourse séreuse sous-deltoïdienne dans le fonctionnement de cet article et l'importance des lésions des muscles huméro-scapulaires.

Le diagnostic, dont nous n'avons pas à nous occuper ici, est parfois difficile entre toutes ces formes. Le tact affiné du kinésithérapeute lui permettra de se guider souvent sur des sensations d'épaississement, de consistance anormale, au lieu de s'en tenir exclusivement aux signes fonctionnels, souvent très incertains.

Lorsqu'il s'agit d'une ankylose serrée, et pour laquelle il faut déployer quelque force, on se trouve en face d'une difficulté presque invincible pour fixer le moignon de l'épaule. Nous pensons qu'à raison de cet inconvénient, et à cause des inconvénients de tout autre ordre que présente la mobilisation forcée, il y a avantage à ne déplacer l'humérus que dans les limites, même étroites, où on peut le faire sans entraîner l'omoplate. On a essayé, par différents artifices d'augmenter la fixité de ce dernier os. Je m'aide parfois d'une écharpe passant sur l'épaule et dont les deux bouts sont prolongés par une corde. Cette corde vient se réfléchir sous le pied de nom opposé à l'épaule malade, ce qui permet au patient de tendre fortement l'appareil.

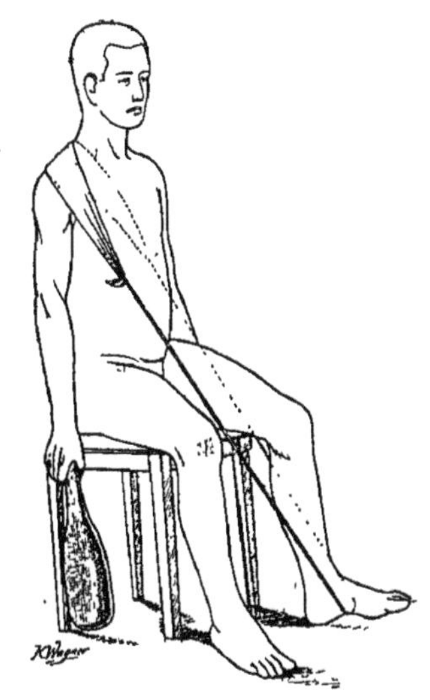

Fig. 28. — Dispositif simple pour aider à la fixation de l'omoplate.

Pour cette ankylose, comme pour toutes celles que nous avons vues, il importe de n'essayer la mobilisation véritable des surfaces articulaires qu'après avoir obtenu, ou la décontracture des muscles, ou la libération des tendons, ou les modifications nécessaires de tissu cellulaire sous-cutané, par les manœuvres décrites plus haut en y joignant, si cela est nécessaire, l'effet de l'extension continue facile à appliquer ici.

Ankylose du genou. — L'ankylose du genou est une des plus fréquentes qui soient. Si, depuis l'intervention de Lucas-Championnière, on a vu diminuer dans une assez grande proportion les ankyloses du membre supérieur, parce que la mobilisation peut y être pratiquée de façon précoce, et que d'ailleurs, les appareils de contention stricte y sont difficilement observés ; par contre, le membre inférieur, nécessitant pour l'usage de la marche un état parfait de solidité, se trouve devoir être plus souvent immobilisé pendant longtemps, d'où fréquence plus grande de l'ankylose à l'articulation du genou.

Ici encore, l'étiologie est diverse : on peut se trouver en face d'une synoviale articulaire épaissie et rétractée; d'aponévroses indurées; de ligaments et de tissus péri-articulaires devenus fibreux; enfin, à une transformation en masse du tissu cellulaire sous-cutané qui remplit le creux poplité d'un cylindre compact et résistant de tissu fibreux durci; on peut encore avoir une raideur provenant d'une modification (contracture et dégénérescence) du triceps. La rotule peut être libre, même avec une ankylose assez serrée; mais souvent, et cela aggrave notablement le pronostic, elle est soudée à un des condyles du fémur, ou immobilisée dans la gorge de la poulie humérale.

Lorsque l'ankylose est ancienne, on observe une subluxation du tibia, en arrière, causée probablement par l'action prépondérante des muscles fléchisseurs non atrophiés vis-à-vis du triceps qui, lui, s'atrophie électivement; d'autres fois, un allongement des condyles fémoraux dans le sens antéro-postérieur, empêchant de façon définitive les mouvements complets de l'articulation.

C'est pour cette articulation qu'il convient surtout d'être prudent en matière de mobilisation, à cause du besoin de solidité nécessaire à la marche.

Il ne faut commencer à mobiliser un genou enraidi dans la position rectiligne que si l'on est sûr, d'une part, de lui rendre des muscles extérieurs solides; d'autre part, de lui donner une amplitude de mouvements approchant au moins de l'angle droit.

Avec un membre inférieur complètement rigide, la marche, quoique difficile, est sûre, la station debout non fatigante. Au contraire, avec un genou ayant une excursion de 20° à 30°, mais un triceps insuffisant, on observe des fléchissements, des chutes, et un sentiment d'incertitude qui peut aller jusqu'à empêcher le malade de se servir de son

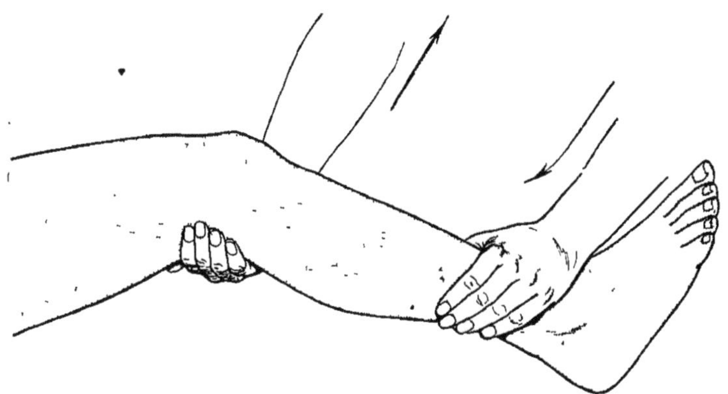

Fig. 29. — Mobilisation du genou ankylose peu serrée ou déjà améliorée. (Position défectueuse.)

membre, plus qu'il ne l'aurait fait avec une ankylose rectiligne.

Lorsqu'on s'est décidé à commencer un de ces traitements,

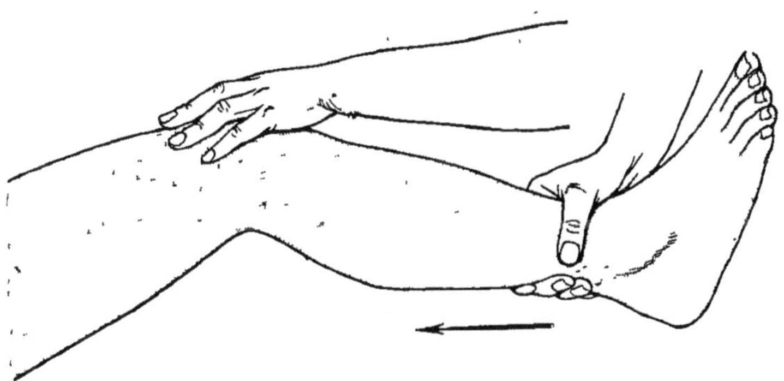

Fig. 30. — Mobilisation du genou ankylose peu serrée ou déjà améliorée. (Position correcte.)

il faut : 1° s'aider d'abord de la radiographie, pour voir où en est la rotule et si l'on peut espérer la libérer : ce sera le premier temps à accomplir, qui permettra ensuite une réduction moins violente.

2° Il faudra s'attacher longuement et minutieusement à modifier l'état des tissus péri-articulaires, faire disparaître l'infiltration des muscles, assouplir les ligaments, et seulement alors, commencer la mobilisation; en sachant que l'on rencontrera encore un obstacle sérieux dans le tissu fibreux du creux poplité; mais que, toutefois, il n'est pas prudent de porter sur cette région les manœuvres énergiques, qui seraient nécessaires pour le transformer, à cause des vaisseaux poplités, en général dans un état de friabilité particulière, après l'immobilisation du genou.

Il faudra veiller, dans les manœuvres de redressement même très lent, et très progressif, à la sub-luxation possible du tibia, en arrière et en dehors.

Tout récemment, Théodore Muller a décrit un traitement assez simple de l'ankylose du genou, qui lui a donné de bons résultats, et qui paraît tout à fait rationnel, quand les deux premiers temps en sont possibles.

Il consiste, après mobilisation du genou sous l'anesthésie, à fixer pendant vingt-quatre heures le genou en flexion extrême; puis, une fois l'appareil levé, suspendre le genou pendant le jour, de telle sorte que la jambe pende librement sous l'action de la pesanteur; pendant la nuit, on laisse le membre reposer librement sur le plan du lit et reprendre lui-même la position allongée. Dans les cas où la contracture joue un rôle, le kinésithérapeute pourra s'inspirer avec fruit de la dernière partie de cette méthode.

Ankylose de la hanche. — Lorsque la cause de l'ankylose siège dans l'intérieur même de l'articulation, dont elle a altéré les différentes parties constituantes, le traitement kinésithérapique est insuffisant. Il reprend sa valeur lorsqu'il s'agit d'ankylose dont l'origine est en dehors de l'articulation proprement dite, si celle-ci est restée intacte ; c'est alors qu'il s'agit par exemple d'une altération de la peau (cicatrice), ou d'une rétraction musculaire (consécutive à un abcès du psoas) ; d'une rétraction aponévrotique, comme celle du fascia lata ; d'une contracture des muscles pelvi-trochantériens ; d'une arthrite traumatique : la hanche peut alors se trouver immobilisée, soit dans l'extension complète, soit dans la flexion, celle-ci se trouvant alors combinée à l'abduction, et plus fréquemment encore à l'adduction ; position qui détermine un raccourcissement du membre. une attitude vicieuse, une rotation en dedans, dont les conséquences sont : un déplacement du bassin, de la lordose lombaire, et souvent une scoliose consécutive.

Le redressement de l'ankylose de la hanche est excessivement difficile, la fixation du bassin étant à peu près matériellement impossible[1].

Dès qu'on veut mobiliser la jambe, on observe un soulèvement léger des épines iliaques antérieures et supérieures, qu'il est impossible d'empêcher, même avec des moyens de contention mécanique, ou avec l'appui d'un aide agissant de tout son poids sur cette partie du bassin. C'est que, en effet, il y a une disproportion flagrante entre la longueur du bras de levier sur lequel on agit (jambe) et la longueur de l'autre bras sur lequel on veut faire porter la résistance.

Pour la hanche, comme nous l'avons vu pour l'épaule, il y aura avantage à abandonner à peu près systématiquement la fixation illusoire du bassin, et à s'en tenir aux mouvements de petite étendue, dont j'ai déjà parlé pour d'autres articulations.

Le mieux sera de se servir tout de suite et presque uniquement du mouvement complexe de circumduction.

1. Sandoz. La fixation de la hanche. *Journal de Physiothérapie*, 1911.

Quant aux lésions péri-articulaires, il est inutile de faire remarquer qu'à raison de leur situation profonde, sous des couches musculaires, épaisses et résistantes, il faut abandonner à peu près tout espoir de pouvoir les modifier manuellement. C'est dire que les raideurs articulaires de la hanche sont parmi celles dont le pronostic est le plus sombre au point de vue du traitement kinésithérapique.

Raideur du cou-de-pied. — Ce cas présente plusieurs analogies avec l'ankylose du poignet : même complexité, même massif osseux, même absence de parties charnues, même abondance de tendons; une différence pourtant au détriment de cette dernière : la mortaise tibio-péronière est plus juste et plus profonde, le système des synoviales est plus développé.

La mobilisation proprement dite de l'article sera précédée par une patiente mobilisation des orteils, destinée à faire coulisser les tendons dans leurs gaines; dans le même but : assouplissement des organes péri-articulaires, on emploiera les frictions avec l'extrémité de la pulpe des deux premiers doigts placés en hyperextension pour pouvoir pénétrer dans les creux sous et rétro-malléolaires.

A raison de la brièveté du bras de levier (astragale) sur lequel la main peut agir, la mobilisation manuelle est peu efficace, on la remplacera par des exercices actifs de flexion; type du mouvement de fente et du mouvement d'accroupissement.

APPENDICE

ATROPHIE MUSCULAIRE POST-TRAUMATIQUE

L'atrophie musculaire est la diminution du volume et du nombre des fibres contractiles d'un ou de plusieurs muscles. Macroscopiquement, elle se traduit par la diminution de volume et de consistance. Physiologiquement, par l'absence de modifications visibles du volume et de la consistance du muscle quand il passe de l'état de repos à l'état de contraction, ceci dans la grande majorité des cas, pour ne pas dire dans la totalité.

L'atrophie musculaire ne paraît pas être — comme le pensaient jadis Duchêne et Wirchow — un simple trouble trophique, une dégénérescence parenchymateuse.

Des travaux plus récents de Hayem, de Durante, ont montré qu'il s'agit d'un véritable processus inflammatoire, d'une myosite, et que, avant de disparaître, la fibre musculaire prolifère et se subdivise ; le tissu interstitiel prend part au travail inflammatoire, il peut même arriver à prendre le pas sur lui, d'où ce résultat que le tissu cellulo ou fibro-graisseux, non seulement prend la place des fibres disparues, mais encore occupe plus de place qu'elles n'en occupaient, donnant cette apparence paradoxale d'un muscle atrophié qui a grossi. Aussi, se rappeler dans ces questions que le volume du muscle n'est rien, mais que son affaiblissement est tout.

Ce trouble trophique, qui aboutit à l'atrophie musculaire, peut être dû à l'altération en un point quelconque du neurone moteur périphérique, de la cellule radiculaire antérieure jusqu'au muscle. Nous ne nous occuperons ici que des atrophies secondaires, localisées dans les muscles voisins de l'endroit où a porté un traumatisme ét amenées par lui. Ce ne sont pas, quelque étendues qu'elles soient, des maladies, ce sont des suites ou des complications d'une maladie.

Un de leurs caractères les plus constants est d'atteindre d'emblée plus ou moins rapidement la totalité des muscles qui doivent être frappés, et d'affecter ensuite une évolution plutôt régressive que progressive.

L'atrophie musculaire peut survenir à la suite d'un traumatisme direct du muscle, qu'il y ait eu simple ecchymose, rupture partielle ou totale. Cette atrophie est généralement légère ; elle peut être due à une névrite par inflammation des rameaux nerveux qui se rendent dans ce muscle ; elle peut tenir aussi à la myosite qui se forme à la faveur de l'épanchement sanguin (voir Contusion et myosite).

Après les traumatismes des nerfs, on peut observer une atrophie apparaissant au bout d'environ une semaine, atteignant rapidement un degré considérable, ne frappant pas également tous les muscles d'un même groupe ; même, dans un muscle donné, ne frappant que certains faisceaux, de préférence à certains autres (faisceau postérieur du deltoïde).

Cette atrophie se traduit par la disparition du relief normal du muscle. Elle se confond parfois au début avec une paralysie flasque, comportant souvent la perte complète de l'excitabilité électrique.

Dans les suites de traumatisme ayant donné lieu à un cal vicieux avec exostose, une tumeur quelconque, on peut observer de la compression permanente d'un nerf, des paralysies amyotrophiques, souvent très prononcées ; mais de ces dernières, nous n'aurons pas à nous occuper.

Le cas le plus intéressant pour nous, est celui où l'amyotrophie survient après un traumatisme osseux ou articulaire.

Dans le cas d'un traumatisme osseux (fracture), cette atrophié est due dans quelques cas à un phénomène réflexe ; souvent, elle est amenée par l'immobilisation prolongée (voir plus loin) dans des appareils de contention ; toujours elle est aggravée par cette pratique.

Elle ne se limite pas au segment du membre fracturé, elle s'étend bien au delà. Dans les fractures de jambe, on peut constater qu'elle atteint la cuisse. Dans celles de l'avant-bras et du bras, elle retentit sur toute la musculature du membre.

De plus, dans un travail récent, M. Piet[1], se basant sur 90 observations de fractures ou autres traumatismes des membres, a démontré que l'atrophie atteignait également le membre sain, et que l'atrophie, du côté sain, était sensiblement égale à celle du côté blessé, dans 60 p. 100 des cas.

Cette atrophie, quoique constante, est variable dans son intensité. Il est à remarquer qu'elle est cependant toujours moins grande que l'atrophie due à la compression d'un nerf par cal vicieux.

Elle se répare généralement spontanément, mais elle se répare lentement ; il est important de la combattre aussitôt que possible, car, bien des années après une fracture, on peut constater que le membre blessé n'a pas encore repris son volume, ni sa musculature normale. Le professeur

1. *Journal des Sciences méd. de Lille*, 12 février 1910.

Berger rapporte à ce propos un fait où il put constater, huit ans après une fracture du fémur, que le membre fracturé présentait encore une diminution périmétrique de 6 centimètres sur celui du membre sain.

Elle a été étudiée expérimentalement par Gosselin sur des cobayes. Il a pu constater que les muscles, du côté malade, perdaient le quart de leur poids.

Cette atrophie, consécutive aux fractures, a un caractère très particulier : elle est totale, c'est-à-dire qu'elle frappe indistinctement et sans exception tous les groupes musculaires : ce qui permet de la différencier de l'atrophie consécutive aux lésions des nerfs, où elle est limitée au territoire musculaire que le nerf a sous sa dépendance et des lésions des articulations où l'atrophie atteint toujours de préférence le même groupe de muscles, et s'y localise : en général les extenseurs.

Il va de soi que cette atrophie détermine un certain degré d'impuissance du membre, facile à constater au dynamomètre.

Pour les membres supérieurs, il arrive que des malades, dont le membre sain donne, par exemple, à cet appareil une mensuration égale à 40 kilogrammes, ne puissent, du côté malade, qu'appliquer un effort égal à 10 kilogrammes et moins encore.

Pour les membres inférieurs, que l'on explore moins souvent au point de vue dynamométrique, le malade a conscience de ce changement : suivant l'expression de Malgaigne, pendant longtemps « il se sert de son membre sans s'y fier ». C'est l'explication de la difficulté que l'on éprouve lorsque, par exemple, on veut faire quitter aux fracturés leurs béquilles ou leurs cannes.

Chez les enfants et les adolescents, la réparation de cette

atrophie se fait toutefois plus rapidement que chez l'adulte.

Dans ces dernières années, on tendait à considérer comme probable que la cause de cette atrophie ne résidait pas dans l'immobilisation, quelque prolongée qu'elle fût. En effet, des malades atteints de fracture ont pu être immobilisés dans une gouttière de Bonnet sans que la jambe saine, quoique ne bougeant pas plus que la malade, ait atteint un degré d'atrophie semblable; mais que plutôt cette dégénérescence musculaire (Paulet) était aussi d'origine réflexe et consécutive à des troubles de petits filets nerveux contusionnés et atteints consécutivement de névrite (d'où l'indication de se servir du massage en cherchant à provoquer des réflexes dans ces territoires nerveux).

Cependant, d'après certaines expériences récentes de MM. Schiff et Zak (*Société des Médecins de Vienne, 23 février 1912*), la pathogénie de ces atrophies serait à reprendre, les auteurs font remarquer que des interventions entraînant l'inactivité seule amènent une atrophie aussi considérable que des injections irritantes intra-articulaires; de plus, les expériences de Raymond et Hoff ne sont pas probantes. La section unilatérale des racines médullaires postérieures donne lieu à une légère atrophie par inactivité.

Enfin, si la section transversale de la moelle dans le segment dorsal provoque une atrophie musculaire considérable à progression rapide, l'injection articulaire simultanée entrave le développement de l'atrophie, pratiquée d'un seul côté, elle l'entrave du côté de l'injection.

De ceci résulterait que l'irritation occasionnée par l'injection articulaire dans la partie sensible de l'arc réflexe ne déterminerait pas un arrêt (Vulpian), mais une excitation des centres moteurs spinaux, même au point de vue de leurs fonctions trophiques.

Cette conséquence est pour la kinésithérapie de la plus grosse importance : elle justifie expérimentalement ce que l'empirisme de ma pratique m'avait déjà amené à reconnaître et ce que je me propose d'établir avec plus de détails ultérieurement, à savoir l'importance des excitations portées sur l'articulation dans le traitement des atrophies réflexes.

Si l'on se rappelle que dans ce cas comme dans tous les autres une excitation peut être, suivant son intensité, excitatrice ou inhibitrice, on aura à la fois un moyen de concilier quelques-uns des résultats expérimentaux qui se contredisent et un guide dans la détermination de la posologie du massage.

Après une lésion quelconque d'une ou de plusieurs articulations, qu'elle soit traumatique, infectieuse ou dyscrasique, on observe presque régulièrement une atrophie musculaire.

Pour nous en tenir aux lésions articulaires traumatiques, dans ces cas, l'amyélotrophie est précoce et rapide. Elle se manifeste dès les premiers jours qui suivent l'accident.

Il nous est arrivé de rencontrer, à l'hôpital, des malades chez lesquels elle se produisait en quelques jours, malgré un traitement dirigé contre cette complication avant même son apparition.

Elle frappe avant tout, et le plus souvent exclusivement, le groupe des extenseurs situé *au-dessus* de l'articulation lésée ; par exemple, le quadriceps fémoral pour une lésion du genou, le deltoïde pour une lésion de l'épaule, les fessiers pour une lésion de la hanche. Des extenseurs, l'atrophie peut s'étendre aux fléchisseurs, mais en restant toujours plus accusée sur les premiers.

Assez souvent peu prononcée, elle peut néanmoins — et il me semble qu'il y a quelque relation entre l'intensité de la réaction de la synoviale et l'intensité de l'atrophie — être très marquée, et déterminer entre les membres correspondants des différences de circonférences de 5, 6 centimètres, et plus. C'est une atrophie simple, qui ne s'accompagne pas d'hypertrophie apparente. Par contre, elle a la plupart des autres caractères que l'on est accoutumé à rencontrer dans les atrophies myopathiques ; le muscle atteint ne présente pas de contractions fibrillaires ; l'excitabilité électrique est normale ou diminuée proportionnellement à l'atrophie ; mais on n'observe jamais de modifications qualitatives, de réaction de dégénérescence complète ou partielle. Les rétractions fibro-musculaires ne sont pas exceptionnelles. Lorsqu'il y en a, elles portent de préférence sur les fléchisseurs antagonistes des muscles les plus atrophiés. Il n'est pas certain qu'il s'agisse, au début tout au moins, d'une rétraction vraie avec hyperplasie du tissu conjonctif; il est plus que probable qu'il n'y a là qu'une contracture exagérée, due à un déséquilibre des deux forces antagonistes en présence.

On voit par exemple, assez souvent, la jambe se fléchir modérément sur la cuisse, position que l'on a cherché jadis à expliquer comme étant celle où la distension de la séreuse était à son minimum pour une quantité donnée d'épanchement.

L'excitabilité mécanique — *et ceci est fort important* – est souvent exagérée ; le moindre choc provoque des secousses : les réflexes tendineux, quelquefois diminués, sont plus ordinairement brusques et exagérés ; aux membres inférieurs, on voit parfois la trépidation épileptoïde.

Cette description est nécessaire pour faire comprendre et justifier la façon dont on doit employer les excitations mécaniques, le massage dans l'espèce, pour arriver à remédier à cet état.

On n'observe ni troubles de la sensibilité, ni troubles trophiques ou vaso-moteurs.

L'atrophie s'accompagne ordinairement de parésie, au moins au début ; lorsque la production de l'atrophie est moins rapide, comme nous l'avons dit plus haut, cette parésie semble même la précéder.

L'impotence fonctionnelle n'est pas en rapport avec la diminution de volume du muscle, elle paraît excessive par rapport à lui ; d'ailleurs, au moment de la guérison, malgré que le muscle n'augmente plus considérablement de volume, les kinésithérapeutes savent que la force musculaire revient au bout de quelques jours, proche de la normale, alors que l'atrophie subsiste encore pendant pas mal de temps.

Un des caractères évolutifs les plus typiques de cette amyotrophie est, en dehors de son début rapide, sa ténacité extrême et sa durée parfois indéfinie. Il va de soi que cette durée est proportionnée à celle de la lésion articulaire provocatrice. Mais, en dehors de cette conception, une atrophie peut persister excessivement longtemps à la suite d'une hydarthrose traumatique guérie.

Enfin, dernier caractère : l'atrophie est d'emblée circonscrite et n'a aucune tendance à envahir les muscles qu'elle avait d'abord respectés. Ces derniers caractères ont besoin d'être soulignés en raison de leur importance dans la genèse des récidives de luxations ou d'entorses, lésions qui ne se reproduisent avec une telle facilité que parce que les grands muscles fixateurs de cette articulation n'ont jamais repris la valeur qu'ils devraient avoir.

Il reste à considérer une dernière classe d'atrophies musculaires : celles qui succèdent à une lésion traumatique des parties molles d'un membre.

Cette atrophie musculaire peut porter sur les muscles

voisins de la lésion, ou même provoquer une atrophie en masse (Ballet et Bernard), qu'il s'agisse d'une inflammation propagée aux muscles ou d'une irritation des troncs nerveux. Mais souvent aussi elle porte sur des muscles éloignés. On les rencontre consécutives aux lésions des muscles : déchirures, efforts musculaires, coups de fouet.

Leurs caractères sont assez semblables, à part la question de localisation, l'intensité étant mise à part, à ceux de l'atrophie d'origine articulaire.

Le traitement de l'atrophie musculaire comporte deux parties assez nettement tranchées quant à la technique : la première : massage et mouvements passifs ; la deuxième : mouvements actifs.

On a voulu contester au massage, pris isolément, une valeur pour la réfection de la fibre musculaire. Si l'on se reporte aux résultats histologiques dont nous avons parlé plus haut, on verra d'abord que dans cette *forme de myosite*, comme dans toutes les autres, les manœuvres portées directement sur les muscles manifestent leur efficacité ; de plus (je l'ai constaté nombre de fois), il est nécessaire de faire précéder le traitement vrai de l'atrophie musculaire, dans les cas anciens, d'une sorte de traitement préface portant sur les modifications pathologiques du muscle (hyperplasie conjonctive, par exemple).

En outre, il y a ceci (qui n'est qu'une hypothèse, encore non vérifiée, mais qui s'impose en quelque sorte par les résultats de la pratique journalière de tous les kinésithérapeutes) : la somme des excitations provoquées par les manœuvres du massage amène, quoique non contrôlable immédiatement, une modification, par voie de réflexe, de la trophicité du muscle.

A l'appui de cette vue, il est d'observation courante que le muscle sain, par exemple, peut exécuter de nouveaux mouvements après massage, malgré la fatigue la plus complète. Si avant tout exercice on pratique sur lui des manœuvres de kinésithérapie, on constate qu'il peut exécuter mieux, et plus énergiquement, les ordres que lui transmet le cerveau.

Le massage, dans le cas d'atrophie, doit être composé de pressions rythmées, soigneusement croissantes et décroissantes, d'effleurages légers, rapides, superficiels, et *très variés*, tant dans *la direction* que dans *la durée de chaque trait*, et que dans *l'intensité*, sans jamais atteindre l'effleurage très appuyé. Les manœuvres de pétrissage lentes, modérées, peu accentuées, viendront seulement après quelque temps de traitement, car il faut faire grande attention que le muscle atrophié est à la fois plus excitable et moins tolérant que le muscle sain ; que, chez lui, on obtient très vite, par quelques manœuvres, de la contracture chez les uns, une recrudescence d'atrophie chez les autres. Se rappeler, à ce propos, que les pratiques manuelles doivent être employées avec d'autant plus de parcimonie que l'on est proche du traumaj'ai eu plus d'une fois l'impression qu'un massage qui eût été normal à une certaine période avait, employé pendant la phase d'établissement de l'atrophie, augmenté celle-ci. Enfin, dans une dernière période, on emploiera avec modération des mouvements de percussion superficielle (hachures).

La durée des séances sera réglée par les phénomènes objectifs, que l'on peut constater au niveau de la partie à masser.

Celui que l'on observe le premier est le changement de coloration ; souvent peu marqué, il précède le changement de consistance du muscle, assez manifeste, celui-ci pour que des doigts exercés puissent le percevoir après quelques minutes de massage.

Dès qu'on aura atteint ce résultat, la partie du massage proprement dit sera terminée. Elle sera complétée par des mouvements passifs.

La question de l'importance des mouvements passifs sur le système nerveux moteur et sur le système musculaire sera étudiée dans le fascicule concernant la rééducation. Par rapport au but qui nous occupe : réfection anatomique et fonctionnelle d'un groupe musculaire, les mouvements passifs ont leur utilité :

1° En tendant à recréer le centre psychomoteur dont dépend le groupe musculaire visé ;

2° En changeant par les alternatives d'élongation et de relâchement du muscle les conditions physico-chimiques de ses éléments histologiques (voir les expériences des élèves de Loeb, Cook et Gotschlich sur ce point).

Dans le même but, et avant de passer à la pratique d'exercices actifs du muscle, on emploiera aussi la provocation des réflexes tendineux toutes les fois où ce sera possible. J'entends par possible, non seulement la possibilité de trouver des tendons faciles à percuter dans la position voulue, mais encore des tendons offrant une excitabilité proche de la normale, et chez lesquels la provocation des réflexes n'entraîne pas de contracture permanente ou de troubles moteurs appréciables (clonisme, tremblement fibrillaire, etc.).

Dans le même ordre d'idées, on se trouvera bien le plus souvent, encore que cela ne paraisse pas toujours indiqué *a priori* de chercher à porter une excitation mécanique sur la région articulaire sous-jacente.

Les manœuvres de percussion et de pétrissage devront être cessées quand elles provoquent dans le muscle des phénomènes spasmodiques ou un changement de consistance analogue à la contraction idio-musculaire. En général, l'apparition de ce phénomène, lors du traitement que nous avons décrit, indique que l'on a affaire à des fibres musculaires dans un état spécial, comparable à celui qu'elles affectent dans les maladies d'ordre général, et pour lequel l'excitation mécanique devient rapidement trop intense[1].

Pour commencer cette première partie du traitement, il y a un moment favorable, qui est celui où l'atrophie musculaire a atteint son maximum et ne progresse plus. Il est très difficile, lorsqu'on veut pratiquer ce traitement dans les premiers temps d'une atrophie, alors qu'on peut encore la considérer en voie d'extension, de doser la quantité exacte d'excitation qui pourra combattre l'atrophie, et qui, cependant, ne fera pas supporter au muscle un changement trop notable pour devenir à son tour une cause d'aggravation. Le mieux, dans ce cas, est de faire des séances excessivement courtes et journalières. L'influence de cette première partie du massage est d'ailleurs assez grande pour que, sans elle, la seconde partie n'obtienne que des résultats lents et incertains, dans quelques cas.

C'est aussi avec ce premier traitement seul que des massothérapeutes ont obtenu des résultats remarquables, réussissant par un massage doux et léger à obtenir des contractions musculaires dans des cas où tous les traitements, y compris l'électricité, avaient échoué.

Le fait, qui m'a été rapporté par d'anciens malades de Mervy, a été noté aussi comme vrai par Lucas-Championnière,

1. M. Hartmann rapportant en juillet 1903 à la Soc. de chirurgie, un travail de MM. Mally et Richon relatif au traitement des amyotrophies réflexes, conclut que lorsque les phénomènes spasmodiques sont très accentués mobilisation, massage et faradisation sont tout à fait contre indiqués. A la même séance, M. Lucas-Championnière a objecté que le massage bien fait ne pouvait avoir aucun inconvénient, ceci corrobore la modification que j'indique dans la technique du traitement.

dans la préface de son grand ouvrage sur le traitement des fractures par le massage,

On commencera la seconde partie du traitement : exercices musculaires, après quelques jours de la première partie que nous venons d'indiquer, destinée à préparer le muscle à se contracter utilement.

Cette première partie peut durer plus ou moins longtemps suivant les individus, quelques tâtonnements : essais de contractions musculaires exécutées au commandement, ébauches de mouvements actifs aidés par la main de l'opérateur et commencés dans la position la plus favorable, montreront à quel moment il convient de passer à la dernière phase du traitement.

On pourra la faire débuter par des mouvements où les suppléances sont possibles, quitte à rectifier le plustôt possible la position, de façon à reporter sur le muscle visé tout le travail utile.

Le meilleur agent de régénération de la fibre musculaire est son emploi physiologique. Qualitativement, la contraction volontaire est supérieure, semble-t-il, à la contraction obtenue par des applications électriques. On cherchera donc à utiliser la contraction du muscle pour le ramener à son état normal.

Pour obtenir le meilleur résultat possible, le malade doit porter toute son attention sur les mouvements qu'il exécute, et y appliquer toute la force dont il dispose sans avoir à s'occuper de conserver son équilibre, de façon à ce que le groupe musculaire à exercer travaille seul. Le mouvement doit être lent car, ici, il ne s'agit pas d'assouplir une articulation.

Cette période des mouvements actifs sans résistance ou tout au moins avec le seul poids du membre comme résistance n'est qu'une préparation au véritable traitement qui est l'utilisation de la contraction avec des résistances progressivement croissantes.

La discussion est encore pendante sur la valeur à attribuer aux deux grandes méthodes de réentraînement musculaire en vigueur jusqu'ici : celle qui comprend des exercices nombreux avec des poids relativement légers et celle qui com-

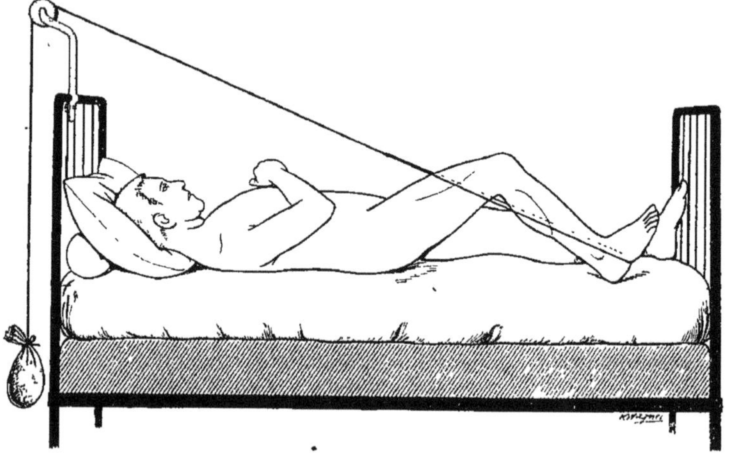

Fig. 32 — Dispositif rudimentaire permettant l'application de résistances croissantes au mouvement d'extension de la jambe.

prend, au contraire, des exercices plus restreints en nombre avec des résistances aussi considérables que le muscle peut les vaincre.

Cette dernière méthode, qui a été préconisée au cours de ces dernières années par le Dr de Champtassin et par son maître Rochard[1], est celle qui me paraît, à l'heure actuelle, devoir être utilisée — sinon dans tous les cas — du moins, dans la grande majorité des cas. Elle m'a paru — quelque défiance que j'aie eue contre elle au début — me donner des résultats non pas plus sûrs, ni plus stables, mais surtout notablement plus rapides que l'autre.

1. *Loc. cit.*

Si l'on ajoute qu'elle est plus intéressante pour le malade et qu'elle lui prend moins de son temps, on aura l'explication de la faveur croissante dont elle jouit.

Pour la réaliser, M. de Champtassin a fait construire une série d'appareils fort ingénieux ; les uns, assez compliqués, destinés au service hospitalier ou clinique ; les autres, assez simples et assez peu coûteux, pour être employés dans le milieu familial.

J'ajoute que, dans quelques cas, les premières phases de ce réentraînement peuvent être exécutées avec des moyens de fortune excessivement faciles à se procurer.

Après cette déclaration de principes, il est nécessaire d'exposer impartialement les lignes principales des deux méthodes antagonistes.

Sous le nom de poids légers, on comprend les exercices musculaires qui se font sans qu'on oppose à leur contraction une forte résistance. Dans les exercices de poids légers, on s'attache surtout à ce que les mouvements et les contractions musculaires se fassent le plus fréquemment et le plus vite possible ; c'est surtout la quantité et la rapidité des contractions musculaires qui comptent.

Cette pratique, employée depuis longtemps dans les milieux sportifs, augmente incontestablement la résistance du muscle à la fatigne, mais n'augmente que très peu sa force intrinsèque, encore que par l'accélération imprimée aux mouvements circulatoires ces pratiques activent la nutrition des muscles.

Enfin, c'est une excellente préparation pour entraîner le muscle à produire des contractions de plus en plus fortes, en éveillant leur tonicité.

C'est cette préparation aux exercices de force, en même

temps que les résultats de souplesse, que les professionnels recherchent dans cette façon de procéder.

L'autre méthode pour le traitement de l'atrophie musculaire, c'est la méthode de résistance progressive — que l'on a voulu, un peu tendancieusement, confondre avec la méthode dite des poids lourds.

Elle a pour but de remettre peu à peu la fibre musculaire dans les conditions de tension osmotique nécessaire pour son fonctionnement normal. Elle s'attache à faire agir le muscle, non seulement dans les conditions mécaniques et physiologiques normales (la résistance étant représentée par le poids que représente le membre), mais encore elle lui fait fournir un effort contre la résistance la plus grande qu'il puisse vaincre, de façon à atteindre si possible l'état hypertrophique ou tout au moins l'état de développement normal antérieur à l'accident.

MM. Rochard et de Champtassin ont surtout envisagé l'atrophie qui suit les épanchements articulaires, mais leur méthode reste applicable au moins dans ses grandes lignes à toutes espèces d'atrophie.

Je rappelle que, contrairement aux principes invoqués par la mécanothérapie, ces auteurs estiment que la résistance doit être progressive dans la série des mouvements, mais constante pendant toute la durée d'un mouvement ; la progression qu'ils indiquent à propos des muscles de la cuisse est basée sur une augmentation journalière de 2 kilogrammes, chaque séance de traitement comportant la reprise des résistances faibles antérieures pour préparer le muscle à l'augmentation de résistance.

Ces mouvements seront exécutés à raison d'une séance par jour au nombre d'environ 100 à chaque séance par groupes de 10 à 15 séparés par de légers repos, ces nombres étant essentiellement variables suivant l'espèce pathologique et le sujet.

Il est bon de joindre à ces pratiques l'emploi de fréquentes contractions à vide du muscle en traitement, c'est d'ailleurs une habitude que l'on recommande avec raison dans toutes les salles de sport.

Si l'on veut bien rapprocher ce que je viens de dire sur la méthode des résistances progressives de ce que j'ai dit antérieurement de la méthode dite des poids légers et du traitement que j'ai proposé pour les épanchements articulaires, il me sera possible, pour éviter les redites, de résumer en quelques lignes le traitement kinésithérapique des atrophies post-traumatiques.

1° Massages et mouvements passifs ;

2° Une phase très courte de mouvements volontaires ;

3° Travail du muscle contre résistances croissantes ;

4° Après une quinzaine de jours de ce travail, on le fera alterner un jour sur deux avec l'emploi de poids légers (environ la moitié de la résistance atteinte la veille) utilisés par des mouvements d'allure plus rapide en nombre plus considérable ;

5° Une dernière période de réaccoutumance aux mouvements normaux ou professionnels pour laquelle on s'inspirera des principes esquissés à propos des fractures et de ceux exposés dans le fascicule consacré à la rééducation.

TABLE DES MATIÈRES

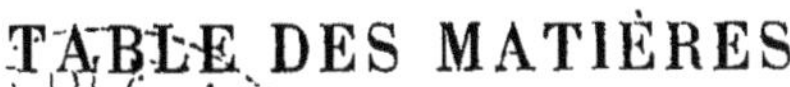

LES TRAUMATISMES ET LEURS SUITES

Par L. DUREY.

Pages.

AVERTISSEMENT 1

PREMIÈRE PARTIE

TRAUMATISMES OSSEUX

CHAPITRE PREMIER

TECHNIQUE 3

CHAPITRE II

TRAITEMENT KINÉSITHÉRAPIQUE DES FRACTURES . . . 23

Caractères généraux du traitement des fractures. 45
Fractures en particulier. — I. Membre supérieur 46

Fractures du radius. 46
Technique du massage 51
Fractures de la clavicule 62
Fractures de l'omoplate. 65
Fractures de l'humérus. 66
Fractures des deux os de l'avant-bras. 80
Fractures des métacarpiens. 87
Fractures des phalanges 88

II. Fractures du membre inférieur. Fractures du bassin. 89
Fractures du fémur. 90
Fractures de la rotule. 98
Fractures des duex os de la jambe. 104
Rééducation de la marche. 107

Fractures du péroné 110
Fractures de l'astragale 113
Fractures du calcanéum 114
Fractures des métatarsiens 115

CHAPITRE III

SUITES DES FRACTURES 117

1° Retard de consolidation 117
2° Cal exubérant 125
3° Troubles nerveux 126
4° Œdèmes 127

DEUXIÈME PARTIE

TRAUMATISMES ARTICULAIRES

CHAPITRE PREMIER

DES ENTORSES EN GÉNÉRAL 131

Technique générale 134

ENTORSES EN PARTICULIER 138

Entorse de l'épaule 138
Entorse du coude 140
Entorse du poignet 141
Entorse des doigts 143
Entorse de la hanche 145
Entorse du genou 145
Entorse du pied 147

CHAPITRE II

LUXATIONS 153

Kinésithérapie générale des luxations 153
Conséquences éloignées en rapport avec le traitement choisi . . . 154

Luxations en particulier 161
Luxations de la mâchoire 161
Luxations de la clavicule 162
Luxations de l'épaule 163

Luxations du coude 171
Luxations du poignet 174
Luxations de la main 174
Luxations de la hanche 175
Luxations du genou 177
Luxations du pied 179

CHAPITRE III

ANKYLOSES ET RAIDEURS ARTICULAIRES 180

Ankyloses en particulier 189
Ankyloses du poignet 189
Ankylose du coude 190
Ankylose de l'épaule 191
Ankylose du genou 193
Ankylose de la hanche 196
Ankylose du cou-de-pied 198

CHAPITRE IV

ÉPANCHEMENTS ARTICULAIRES POST-TRAUMATIQUES . . 199

Hydarthrose 201
Traitement 204
APPENDICE. — Atrophie musculaire post-traumatique 215

ÉVREUX, IMPRIMERIE CH. HÉRISSEY, PAUL HÉRISSEY, SUCC^r

1498-12. — Coulommiers. Imp. Paul BRODARD. — 11-12.

www.ingramcontent.com/pod-product-compliance
Ingram Content Group UK Ltd.
Pitfield, Milton Keynes, MK11 3LW, UK
UKHW022045190726
13855UKWH00002B/407